新任看護師長のための

タイムマネジメント

原 玲子

メヂカルフレンド社

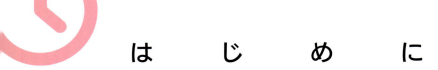

はじめに
INTRODUCTION

　このたび、メヂカルフレンド社からお声がけをいただき、念願の「新任看護師長のためのタイムマネジメント」をお届けすることができました。本書は、筆者の看護師長時代の経験から生まれた「時間を有効に使うためのマネジメント」をまとめた1冊です。

　筆者は、看護師長になって、スタッフの時には経験したことのない時間の流れを感じました。特に、「ベッドコントロール」、「勤務表の作成」、「病棟の活動計画」などは、部署を把握しきれていない新任の師長には、時間の先を読むことが難しい大きな課題でした。

　「ベッドコントロール」では、入院予定日数が読めずに、入退院の調整を行うことに時間を要しました。特に、緊急入院を受ける時に、病室がどのように使えて、どこに入院すれば、患者さんにとっても看護師にとっても良い状況なのかを一人で判断できず、副師長やベテランナースの仕事中の手を止めて相談していました。ベッドコントロールがスムーズにできると時間の節約につながるので、病床を効率的に調整できるシートを作成しました。

　また、「勤務表」の作成では、質の高い看護を安定的に提供するために、スタッフの組み合わせが重要になります。チームの構成メンバーをどのように考えればよいのか悩み、時間がかかりました。そして、個人の勤務希望、1日に必要な勤務者数などの調整も必要で、勤務表の提出時期には休日も返上して、なんとか仕上げにこぎつけるという状況でした。

「病棟の活動計画」は、病棟運営のビジョンが何か、ミッションが何かを問われ、それに対する答えを見いだせないことが、看護師長として先を読めない理由でもありました。

　看護師長としての課題は、多くのことが複合的に同時に発生するため、混乱させられます。仕事もライフも充実させるためには、「やるべきこと」を明確にすることと、「スケジューリング」が欠かせません。しかし、スケジューリングをしていても、急な用件で予定していたことができなかったりすることもあります。そのような時には、スケジュールを修正して取り組めばよいのです。１日が終わった時、帰路につく道すがら「今日は、いったい何をしたのだろうか」などと、考えることもよくあります。そのような「空回り」を感じた１日であっても、私たちは２４時間何かをして時間を使っています。何に使うことがその日の「満足」につながるのかを分析してみることも、自分の時間の使い方の価値観の発見につながると思います。

　本書が、新任看護師長はもちろん、多くの看護管理者にとっても、職場と自分をハッピーにするタイムマネジメントのお手伝いをできると幸いです。

2019年6月

原　玲子

目　　次

C O N T E N T S

はじめに 2

PROLOGUE　副看護師長　宮城さんの昇任 7

1　師長として着任する 15

2　タイムマネジメントとは 22

3　看護師長の「ワーク」と「ライフ」........... 28

4　師長の仕事における
　　基本スケジュールを押さえる 37

5　to do リストを作成する 43

6　スケジュールの立て方 50

7　足し算のスケジューリングと
　　引き算のスケジューリング 56

8　できる師長のスケジューリング 62

9　書類の分類と捨て方 68

10	手際のよい効率的な書類の分類方法	72
11	効果的で簡単なスタッフへの周知方法	78
12	勤務表作成のコツ	84
13	業務の効率化とは	90
14	効率化を図るポイント	98
15	ナースの残業の特徴	104
16	かたづけの原則	110
17	やるべきことの優先順位の考え方	116
18	看護師長のタイムマネジメント術	122
19	病棟目標立案のポイント	130
20	看護師長の役割とタイムマネジメント	139
EPILOGUE	宮城さんの成長	145

表紙デザイン：スタジオダンク
本文デザイン：スタジオダンク　本文イラスト：スタートライン、イオジン

副看護師長 宮城さんの昇任
PROLOGUE

1 看護師長への昇任試験

　宮城さんは、○○病院の副看護師長として３Ａ病棟に勤務している。入職して22年目を迎えるベテランで、若手のスタッフから信頼も厚かった。

　近年は、看護師長に昇任するための試験を行う施設が増えている。宮城さんの勤務する病院でも、筆記試験と面接試験で実施される昇任試験がある。受験資格は、自薦あるいは看護師長の推薦である。宮城さんは最近、所属病棟の看護師長の推薦で、昇任試験を受けたところであった。ファーストレベル研修で受けた看護管理についての勉強などをして試験に臨んだ。

　筆記試験は、組織図の読み方や保健師助産師看護師法の内容に関することの基本的な知識に関することと、「あなたの部署の看護サービス提供上の問題を１つあげ、その解決のための対応策とそれを実現するための組織化についてあなたの考えを述べなさい」という小論文であった。

　小論文は、「こんな問題が出る」と看護師長が予測したとおりで、しっかりと準備して臨んだのだが、書くのが難しくてうまくまとめられ

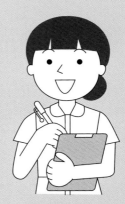

副看護師長　宮城さん

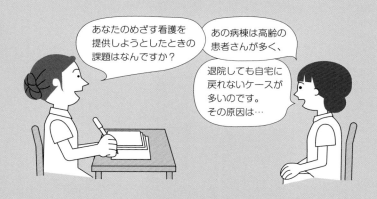

ず、試験はだめだろうと思った。

　その後の面接でも小論文と同じ質問をされ、やはり自信を持って答えられなかった。一方で、筆記と面接両方で聞かれたことから、部署の問題解決は、看護師長の大きな役割なのだろうと考えた。

　小論文も面接もうまくいかなかったので、宮城さんは試験は不合格だと思っていたが、思いもよらず合格した。うれしいと思うと同時に大きな責任を感じた。

　しかし、昇任試験には合格したものの、現在は師長の空きポストがないため、昇任は待機であった。宮城さんは部長と面談してそのことを伝えられていた。「看護師長になりたい」という気持ちがあまりないまま昇任試験を受けた宮城さんは、「合格したが、待機」という結果に実は安堵していた。待機組は他にもいて、5～6年も待機している副師長もいた。宮城さんの

所属する３Ａ病棟の師長は若いので、宮城さんは自分も待機が長いと思っていた。

2 ある日の風景

　ある日宮城さんはいつもと変わらぬ朝を迎え、朝食の準備をしながらお弁当を作り、子どもたちを起こし、朝食をすませ、夫に戸締りを頼んでいつもどおりに出勤した。宮城さんは家庭では、夫と２人の子どもと暮らす、妻、母であった。

　その日はＡチームのリーダーナースを行う日で、いつもどおり深夜勤務者からの申し送りを受け、ショートカンファレンスを行い、受け持ちナースの計画を確認し、その日の役割分担を決め、活動を開始した。いつもとほぼ同じ時刻に外科の先生が「おはよう」と挨拶をして病棟に現れ、いつものように「おはようございます」と応えた。夜間で心配な症状があった患者の報告をして、いつもどおりに指示を受けた。

　ふと、スタッフナースのＢ子さんの歩くスピードがいつもより速いように感じ、「Ｂ子さん、今日は随分スピーディじゃない」と声をかけると、Ｂ子さんからは「今日は19：00からのコンサートに行くので仕事を早く終わらせるんです！」と、元気な声が返ってきた。

　ナースステーションで師長と２人になったとき、師長から話があった。

3 師長からの話

　師長から、「看護部長があなたに話があるそうです。本日の11：00に部長室に電話をくださいって。電話でアポをとるようにとのことです」といわれ、「11：00に少しの間、離れられそう？」と尋ねられた。「検査などは入っていないので、手を離せなくならないように調整します」と答えた。そして、11：00の5分前になると師長に断り、カンファレンス室が空いていたのでそこを使わせてもらって11：00ちょうどに自分のPHSから看護部長専用の電話番号をドキドキしながらプッシュした。

　受話器の向こう側から「はい。□□です」と看護部長の返答があった。アポイントの相談をし、提示された日時のうち、宮城さんは自分の深夜勤務あけの日を選んだ。10：00からと、深夜勤務が明けて帰宅する前なので、時間的にも無理がないと

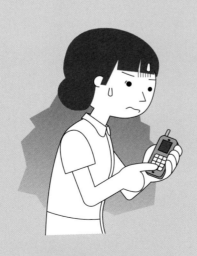

思ったからだった。

　手帳に、「○月○日10：00～看護部長室へ」と書き込みな
がら、何の話かと、期待半分、不安半分の不思議な気分であっ
た。

4 看護部長との面談

　部長との面談前日の深夜勤務がきた。部長との面談があると
思うと、緊張してなかなか寝つけなかった。なるべくスムーズ
に仕事が運ぶように、明け方の４時過ぎからの時間の使い方を
計画し、メモにして、スケジュール表のバインダーに挟んだ。

　深夜勤務を終え、ユニフォームが汚れていたので、宮城さん
は部長に会う前にクリーニング済のユニフォームに着替え
た。私服でもよかったのだが、家を出る時は深夜で、そこまで
気が回らなかったため、襟元がくたびれたトレーナーにジーン
ズという服装であった。人と会うことを想定した服装ではな
かった。

　看護部長室に入ると、部長が腰を下ろすように話しかけ、右
手でソファーを案内した。部長も、宮城さんの向かい側に腰を
掛けた。

　そして、「深夜勤務、お疲れ様でした。疲れているところ
寄ってもらってありがとうございます。実は、他でもありませ
んが、４月から宮城さんに５Ａ病棟の師長になってもらおうと
思っています」と言った。

　少し鼓動が速くなり、身体の中で拍動音が響いていた。実際

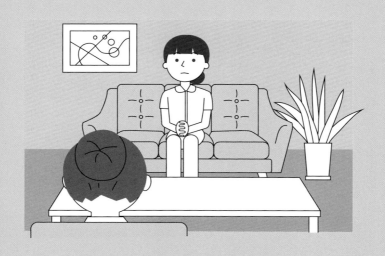

に、時間の流れが変わったわけではないのだが、自分の中にある時間が、動き始めるのを感じた。

「他でもありませんが…」その言葉が宮城さんの頭の中で、走馬燈のように繰り返されていた。わざわざアポをとって面談するくらいだから、このような話の展開は想像していた。しかし一方では「待機の継続だろう」という思いもあり、どちらかというとそのほうが大きかったので、返事のしかたを考えていなかった。

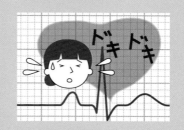

「でも、△△師長さんが…」という言葉が出てきた。自分が現在所属する病棟で看護師長になることしか頭になかったことから出てきた言葉であった。

看護部長は、「△△師長さんには異動を計画しています。△
△師長も承知のうえの人事です。いいですね」と言われ、「は
い」というのがやっとであった。こういう時、あまり慣れた返
事も好ましくないが、とはいえもう少し別の言いようがあった
だろうと、あとから何度も考えた。

　考えれば、昇任試験を受けるということは、いつかは看護師
長の役を「引き受けられる」という自覚があってのことだ。昇
任試験がないまでも、「副師長」や「主任」、「係長」などの、
看護師長を補佐する人事を受けるということは、同様に「看護
師長」を担う準備をしなさいということである。看護師長の役
を受けるにあたって、１部署の運営の責任を担うという事実を
しっかり受け止める必要がある。

5　心ここにあらず

　昇任するということは、自分自身の仕事に対する評価である
から、宮城さんは冷静にしていても、とても心が興奮してい
た。よく言う「心ここにあらず」状態であった。「師長昇任の
話が頭の中を占めて、眼の前のことに心を集中できない状態」
になった。気になるのは「時間の先」にいる私であり、現実と
交錯している。

　部長はその様子を読み取り、深夜明けで帰宅する宮城さん
に、「気持ちを切り替えて、事故など起こさないように帰るの
ですよ」と声をかけた。宮城さんは我に返り、「ありがとうご
ざいます。△△師長としっかり引継ぎをさせていただきます」
とさわやかに答えた。

部長は続けて、「まだ内示の段階です。決定は経営会議後です。決して、他言しないように準備を進めてください」と言った。部長との面談はこれで終わった。宮城さんの脳裏に、看護師長として働く自分の姿がよぎった。

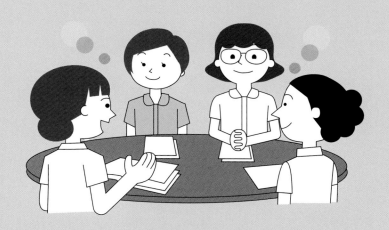

T I M E   M A N A G E M E N T

1 師長として着任する

　看護師長には多くの仕事が任せられます。勤務表の作成やベッドコントロール、スタッフとの面接、院内・看護部内の様々な会議、学会への参加などなど、その内容も多岐にわたります。一方で、自分の家庭やプライベートでもするべきこと、したいことはたくさんあります。看護師長にとって、時間はいくらあっても足りないもので、時間をうまく使うことも看護師長に求められるスキルなのです。

　看護師長に必要な時間を有効に使うためのスキルであるタイムマネジメント、実はそれはもう、看護師長に昇任するその日よりも前にすでに始まっているのです。

① 内示状況で行える時間の先取り

　宮城さんは看護部長から、4月から「看護師長」への昇任人事の内示を受けました。内示とは、内々に示すことで、つまり、非公式に示すことをいいます。最終的な決定は別の場で行われ、そこで不可になることはほとんどないが、絶対にないとはいえない、という状況です。正式に決定するまで他言しないことは人事においては大原則であり、それを守れるかどうかはその人物の評価基準にもなります。

ただし、だからといってその日が来るまで何もせずにいるのはタイムマネジメントの視点からはお勧めできません。実際に昇任した後の時間を先取りするために、次の行動が必要です。

・引継ぎなどの関係上、配属先の現看護師長が、自分の昇任を知っているのかどうかを確認する

・現在の看護師長が知っている場合は、連絡をとり、水面下で引継ぎを始める。しかし、現在の看護師長がまだ知らない場合は、オープンになるまで引継ぎはできない。

・内示が出たら、引継ぎの可否にかかわらず、受け身では引き継ぐことが頭に入らないので、診療科情報、看護サービスの特徴、入院患者の特徴、看護師の特徴など人に関する情報などを自分なりに収集をしておく。そうすると、引継ぎが有益になる。

❷ 未来を眺めつつ足元を見つめる

　辞令の内示を受け、気持ちが落ち着くと、４月からのことが心配になってきます。それは、看護師長の役割を引き受けたと自覚した証拠といえるでしょう。そして、気持ちは近い未来を眺め始めます。しかし、現在を飛び越えて４月を迎えることはできないので、まずは今年度に取り組んでいる仕事を終わらせることが先決です。

　個人で完結させるものもあるでしょうし、チームとしてまとめをするものもあるでしょう。副看護師長として病棟の代表委員を務めているといった業務などは、新年度には他のスタッフに引き継ぐ可能性があります。そうした未来のことは、いま実

1 師長として着任する

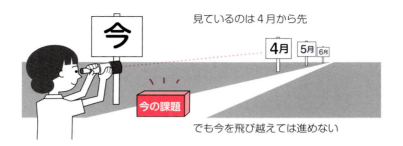

施しておく必要があります。

3 4月の就任に向けて準備しておきたいこと

　師長就任後は待ったなしでいろいろなことが押し寄せてきます。それは副師長でもスタッフナースでも同じですが、押し寄せてくる中身が異なります。

　特に、部署運営の方針は看護師長の責任で立案され、部署運営の根幹をなす部分ですので、しっかり向きあう必要があります。そこで、就任後に慌てないように、次の内容について考えておきます。

①現在の病棟の計画・目標を確認して、評価する。

　宮城さんは昇任試験の二次面接で、「あなたの部署の病棟目標は何ですか」と聞かれてよく理解していませんでした。昇任後は看護師長となった自分の責任のもと、年度計画の実現に向けて活動をする必要があります。

　まず、現在の病棟目標を確認し、目標内容を評価してみま

しょう。

- □ 現在の病棟目標の内容が「質の向上」や「業務改善」などの抽象的な文言ではなく、具体的に表現されているか
- □ その目標の成果指標と目標値が提示されているか
- □ その計画を実施する看護師が組織化されて活動してきたか
- □ その病棟目標は、自分が納得するものか
- □ 納得するとしたら、その理由は何か
- □ 納得しないとしたら、その理由は何か
- □ 自分は、入院患者の特徴などから、めざす「あるべき姿」をどのように考えるか。

②どこに挨拶するか、どのように挨拶するか

- □ 就任後の自部署の挨拶

　　所属部署が変わることなく看護師長に昇任した場合は、これまで一緒に仕事をしてきたのですから、言わなくても知っている人たちでしょう。しかし、「本日、△△看護師長の後任を拝命しました。引き続き、よろしくお願いいたします。」などの挨拶は、お互いの区切りとして重要です。

- □ 関係医師、外来などの関係する部署への挨拶

4 取り組んでいる仕事をまとめる意味

　宮城さんは、副看護師長として病院の栄養改善推進チーム（NST）の一員として、病棟におけるNSTチームのリーダーとして活動していました。このような場合、4月以後はその役割

を交替することになるわけですが、それについては、後任に引き継ぐ必要があります。昇任する際は自分自身が引き継ぐことが気になるところですが、自身の持つ役割を後任に引き継ぐことも同時に必要です。逸る気持ちを落ち着かせて、引継ぎの資料を作成します。

引継ぎ資料の作成などは、「時間がかかり面倒である」とイメージすることが多いと思います。確かにその時はそれなりに時間はかかりますが、引継ぎを受ける側の「わかりやすさ」や、「看護師長の姿勢」などを示す意味でも重要なものです。何より、看護師長になってからは仕事が追いかけてくるので、準備したくてもできなくなる可能性があります。準備は、スマートな仕事の実践には必須事項です。

タイムマネジネントでは、時間を先読みすることが必須事項です。看護師長のタイムマネジメントを学習する最初のステップといえます。

⑤ スタッフに引き継ぐ準備

タイムマネジメントは、何を行うのかをリストにすることからはじまります。引継ぎについても同様です。何を引き継ぐのかをリストにして、そのポイントを整理することが必要です。

また、褥瘡防止委員会や感染対策委員会などの病院や看護部の委員会に病棟代表の委員として参加していた場合は、後任を考える必要があります。

⑥ 委員会活動などの引継ぎのポイント

① 引継ぎのレジメを作成する

　・タイトル（〇年度〇〇委員会引継ぎなど）

　・日時、場所、説明者（文責者名）

　・1．委員会の規程について

　・2．委員会の組織図について

　・3．〇年度の委員会目標と活動計画について

　・4．委員会と連動した病棟の目標と活動について

　・5．今後の課題　など、項目のみを整理する

② 説明の順序に合わせて、資料を準備し、資料番号を右肩に書き込む

③ 渡す書類と説明する書類を1部ずつコピーし、クリップで止める

　ここでは、内示を受けてから着任するまでの、時間の有効な使い方をみてきました。もちろん、昇任までの準備期間がどれくらいあるかは個々の状況によって異なるでしょう。また、内示ではなく正式決定として伝えられる場合もあります。しかし、承認後にスムーズに業務に入っていくために事前にできることをしておくというのは、できることの量の差はあれ必要なことですので、時間を有効に活用したいものです。

　次項からは、師長が身につけたいタイムマネジメントの方法について解説していきます。

1 師長として着任する

> ここでのポイント

- ☑ 内示段階でできる限りの時間の先取りを行うことが大切

- ☑ タイムマネジメントは、行うことのポイントを整理し、リストにすることから始まる

- ☑ タイムマネジメントは、時間を先読みすることが必須事項である

TIME MANAGEMENT

2 タイムマネジメントとは

① 時間に追いかけられると感じる日々

　私たちはよく「時間に追いかけられる」といいますが、本当に時間が追いかけてくるわけではありません。

　しかし、8：30〜申し送り、10：00〜回診、13：00〜師長会議など、ある時刻、ある時刻を目安に仕事をしていて、それが、「検査が予定より長くかかった…」、「緊急入院があった…」、「手術が予定どおり終わらない」などと、計画していないことが発生すると、「予定した時間軸」が壊れ、業務の立て直しが必要になります。

　そうすると、基本の時間軸がある中で予定外の仕事が入り、いわゆる多重課題を抱えることになります。そういったとき、「忙しい」、「時間に追いかけられる」、「猫の手も借りたい」などの言葉が使われるような状況になるのです。

② 時間とは何か

では時間とは何か。その特徴は、
・いつも同じスピードで進んでいる

目安となる時刻	病棟の基本となる時間軸	予定外の業務
8：30	申し送り	電話の対応
9：00	ベッド調整	外来に確認
10：00	回診、予定入院オリエンテーション	予定患者の急な個室希望への対応
11：00	検査	緊急入院ありベッド調整
12：00	配膳\n休憩	会議で報告する学会参加内容確認
13：00	看護師長会議	
14：00	感染対策リンクナース会議（委員長）	入院トラブルの電話が会議中にくる→いったん席を外し、電話で指示
15：00	病棟ラウンド	新入院患者へ挨拶
16：00	夜勤師長報告書の作成	夜勤師長報告

・止めることができない

・貯めることができない

・使わなくても減ってしまう

・誰にでも平等に与えられている

角度を変えてみると、私たちは常に必ず時間を使っているわけです。ではいったい何に使っているのでしょうか。

3 時間の感じ方

　私たちは、仕事をしていて、
- 指示の時間どおり注射を行う
- 12：00の配膳前に、内服薬を与薬する
- 13：00の検査開始に間に合わせる
- 検温は14：00から開始する
- 見込んだ時間で検査が終わる

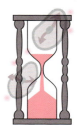

など、多くの場合「時間」を気にして仕事をしています。そして、予定どおりにいかない時は、「イライラする」、「焦る」、「祈る」（**図1**）などの感情を持ちます。

- 「13：00手術室入室患者がまだ到着しない。次の準備があるのだから、時間どおりにしてよね…！」などと、イライラする。
- 「次の検査は、予定ではすでに開始時間なのに、まだ病棟待機状態なの？　準夜勤務が始まるのにどうしよう。予定どおりにいかないなら、それなりの所要時間で組んでほしいわ。家族に説明しなきゃいけないし、夜勤体制のことも考えなきゃ…」など、焦る。
- 「今日は19：00からコンサートなのに、受け持ち患者の迎えの連絡がまだない」と、「他の人に頼めないし早く終わって！」と祈る。

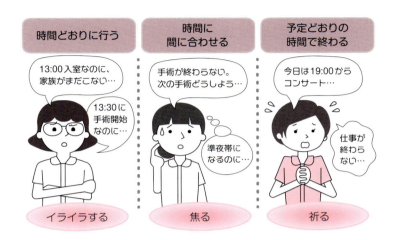

図1 時間の感じ方

④ タイムマネジメントとは

　筆者は、タイムマネジメントとは、「その目標を達成するために、時間を有効に活用することで、時間生産性の向上、充実感の向上をもたらすもの」と定義しています。

　その目標とは何か、つまり「やるべきこと」を明確にし、その目標を達成するためにタイムマネジメントが必要になるのです。タイムマネジメントといっても、もちろん時間そのものをコントロールできるわけではありません。「どのような時間の使い方がいいのか」あるいは「どのような時間の使い方をするのか」を検討し、生産性を向上させ、充実感を得ることにつなげていくのです。

❺ タイムマネジメントの時間軸

　目標の時間軸（**図2**）は、「10：00までに、ベッド調整を終わらせる」などという「目の前」の仕事に対する目標であったり、「18：00からの研修会に参加する」など「本日の夕方」の目標であったり、あるいは、「○日までに勤務表を完成させる」などの数日間という短期間の目標であったり、「○月の看護管理学会の発表用スライドを作成する」などと、長期間の目標であったりします。さらには「将来は、認定看護管理者になる」などの将来の展望などと、多々あり、かつ複雑です。

　しかし、目標の時間軸は様々でも、いくつものことを同時に行うのは不可能ですから、長期計画を見据えながら、日単位、月単位、年単位に、繰り返される業務を中心に、将来展望も見据えた有意義な時間の使い方をしていきたいものです。

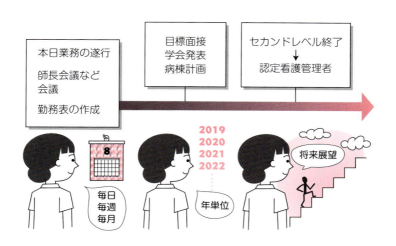

図2　タイムマネジメントの時間軸

> **ここでのポイント**

 タイムマネジメントとは、
「その目標を達成するために、
時間を有効に活用することで、
時間生産性の向上、
充実感の向上をもたらすもの」

・・・・・・・・・・・・・・・・・・・・・・・・・・・・・・・・・・・・

 タイムマネジメントは、
「どのような時間の使い方がいいのか」
「どのような時間の使い方をするのか」を
検討し、生産性を向上させ、
充実感につなげていくもの

TIME MANAGEMENT

3 看護師長の「ワーク」と「ライフ」

① 看護師長である私の「ワークの側面」

　看護師長は、次に示すような多くの責任ある仕事を抱えています。タイムマネジメントを進めるうえで、日単位、週単位、月単位、年単位でのスケジュールを把握して、毎日の定常業務を基本に、「やるべきこと」を振り分けてスケジューリングすることが必要です。

　◎毎日の定常業務
　・病棟日誌の整理
　・申し送りやカンファレンスの参加と助言
　・ベッドコントロール（退院の確認、予定入院の調整）
　・病棟ラウンド（患者への挨拶や師長レベルの患者指導と情報収集、安全・感染対策チェック、物品確認など）
　◎臨時で降ってくる業務
　・スタッフの欠席による業務調整
　・アクシデントへの対応
　・クレームへの対応
　・臨時入院のベッド調整　　・患者の面談

・スタッフとの面談　・各種員会の活動

◎月単位の定例業務

・勤務表の作成　　・看護師長会議

・各種委員会の会議

・当直業務　　・マニュアルの確認

・実習カンファレンス

◎年の計画に組み込む業務

・年度計画の立案・実施・評価

・目標面接（５月、10月、２月）

・新入看護職員オリエンテーション（４月）

・学会参加（発表の準備）

・各種の復命書

◎非定常時の業務

・研究指導

・ファースト、セカンド、サードレベルなどの研修参加

・研修の課題レポート作成

・院内外の研修会の講師

2 看護師長である私の「ライフの側面」

　看護師長は、「ライフ」においても多くの「やるべきこと」を抱えています。それぞれの年代で変化しますが、主なものをあげてみます。

　基本的には、衣食住の毎日の生活が基盤になります。また、子どもがいれば保育園に預けている子どもの送迎や学校の授業参観、三者面談などもあり負担を抱えています。親として代わ

りのきかない役割のある人もいるでしょう。

◎家の仕事
・食事の準備とあとかたづけ
・洗濯　・清掃
・食材の買い出し　・弁当づくり

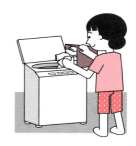

◎それ以外
・保育園の送迎　・子どもの授業参観
・子どもの家庭訪問
・子どもの進路相談面接
・学校の保護者会や子ども会の役員
・美容院　・旅行
・病院受診　・大学院の学修
・親の介護　・趣味の時間　など

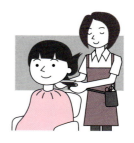

　まだまだ、こんなこと、あんなことなど、個別に追加されると思われますが、大事なことは、24時間という時間の中に、「ワークの側面」も「ライフの側面」もあるということです。それは師長だけでなく、看護職員はみな同様であることを認識して、勤務上の配慮をすることが必要です。

3 タイムマネジメントにおけるワークとライフの2側面のバランス

　筆者は、タイムマネジメントとは、「その目標を達成するた

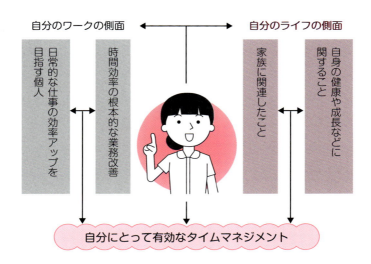

図3　タイムマネジメントの2側面

めに、時間を有効に活用することで、時間生産性の向上、充実感の苦情をもたらすもの」と定義していますが、職場の仕事も家の仕事も同時に行えないので、有効なタイムマネジメントを行うためには、常に何を優先するのかを念頭に置いてスケジューリングすることが必要です。

　先にあげた、「ワークの側面」は、日常的な仕事の効率化を図っていこうとすることと、根本的な時間効率を考えた業務改善を行っていくことが必要です。また、自身の「ライフの側面」は、「家族に関連したこと」と「自身の健康や成長などに関すること」などがあります。

　しかし、それらは現実には境界線が引かれて区分されているわけではなく、混ざり合って重なり合って起きています。そのため、24時間365日の時の刻みのなかで、どのように配置す

ると有効なタイムマネジメントができるかを考えることが必要です。

タイムマネジネントの始まりとして、看護師長としての「ワークの側面」と「ライフの側面」（**図3**）を整理する必要があります。

4 ワーク・ライフ・バランスとは

ワーク・ライフ・バランスを推進する活動が進められています。「ワーク・ライフ・バランス」とは、老若男女、誰もが、「仕事」、「家庭生活」、「地域生活」、「個人の自己啓発」、「健康・休養」など、様々な活動について自ら希望するバランスで展開できる状態をいいます[1]（**図4**）。

それにより、「仕事の充実」と「仕事以外の生活の充実」の

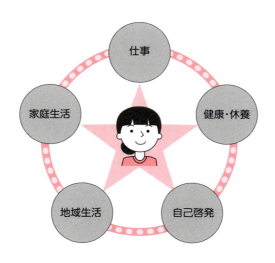

図4 ワーク・ライフ・バランスがとれた状態

好循環がもたらされ、個人としても充実した生き方ができるというものです。しかし、個人のバランスはみな同じではないので、看護師長は看護師個々のライフサイクルを理解したうえでの支援が重要になります。

5 自分の時間の分類

　ワークとライフの意味する時間を整理すると、下記のように「やるべきこと」を分類できます。24時間、何に時間を使用しているかを調べ、時間の使い方の意味を分析してみましょう。

①勉強の時間

　院内、院外の研修会や、カンファレンスに事例検討会、学会の参加および参加後の復命書の作成、管理者研修のレポートなど知識を高める学習など、幅広く該当する。

②身体を動かす時間

　ジョギングなどはもちろんであるが、この項目は、「身体を動かす時間」である。病棟ラウンドで、テキパキと動くことや、エレベータを使わない階段昇降なども該当する。

③趣味や娯楽の時間

　テレビ鑑賞も該当する。基本的にリフレッシュする時間である。

④勉強以外の考える時間

　勉強も考えることが多いので、同じ考える時間にすると、勤務表の作成で考えることやベッドコントロールで考えることと、知的な学習面の区別がつかなくなる。ここでは、委員会等

表1　時間の使い方の分類

番号	使い方の分類	例
①	勉強の時間	研修会、事例検討会、研究への取り組み、レポート作成　など
②	身体を動かす時間	運動、病棟ラウンド、ジョギング、階段昇降、買い物　など
③	趣味や娯楽の時間	映画、テレビ、音楽、感情的・感覚的・リフレッシュの時間　など
④	勉強以外の考える時間	ベッド調整、勤務表作成　など
⑤	リラックスする時間、休養時間	就寝、マッサージ　など
⑥	拘束時間	自家用車での移動、飛行機などでの移動、惰性的な会議　など
⑦	その他	

の討議など勉強以外の時間をカウントする。

⑤リラックスする時間

　休養する時間で、就寝が最も代表される。個人的に休めたと感じた時間が該当する。

⑥拘束時間

　会議への出席、新幹線や飛行機の移動時間などが該当する。ただし、活発に討議を行った会議や、移動時間を有効利用した場合には、考える時間などに分類される。

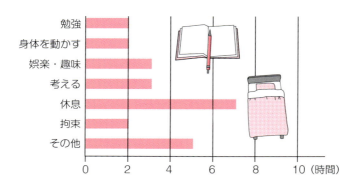

図5 時間の使い方の分析

6 自分の時間の使い方の分析

　自分の24時間の使い方を**表1**に基づいて分析（**図5**）すると、事例では、意外と「その他」が多くありました。①〜⑦に分類されなかったのは何だったのでしょうか。時間がないといいながらも何かをしているわけですから、自分の時間の使い方を分析してみることは時間の使い方の意味づけにつながります。

引用文献
1）内閣府HP、仕事と生活の調和推進サイト
http://wwwa.cao.go.jp/wlb/government/20barrier_html/20html/charter.html

ここでのポイント

 タイムマネジメントの始まりとして、自分のやるべきことの「ワークの側面」と「ライフの側面」を整理する

 「ワーク」と「ライフ」が自分の希望するバランスで展開できている状態を「ワーク・ライフ・バランス」という

 ワーク・ライフ・バランスが良好であると、「仕事の充実」と「仕事以外の生活の充実」の好循環がもたらされ、個人としても充実した生き方ができる

TIME MANAGEMENT

4 | 師長の仕事における基本スケジュールを押さえる

① 看護師長としての基本の時間割を作成する

看護師長としてのワークの時間とライフの時間があることをみてきましたが、基本となる時間軸は、ワークの側面で作成します。宮城さんは**表2**のようなタイムテーブルを作成しました。

② 看護師長の基本スケジュールを効果的・効率的に使う方法

１）朝の時間を活用する

宮城さんは、朝少し早く出勤して、日勤の開始時刻まで、看護師長室で自分自身の課題などを行う時間に使っています。ただし、早く来ていても、看護師長として勤務するわけではなく、あくまでも宮城さん個人の時間であることをスタッフに周知しています。スタッフも理解して、緊急のこと以外は勤務時間になってから報告をするようにしています。

37

表2　看護師長の基本となるタイムテーブル（例）

時刻	内容	備考
7：30〜	自己の学習課題などを行う	（勤務外）
8：30〜	申し送り開始（前日の病棟日誌の整理本日の夜間の連絡票の準備）	
9：30〜	入退院患者・空床の把握・ベッド調整	
10：00〜	（回診：回診を活用して患者把握）	
11：00〜	外来と予約入院患者についてミーティング	
12：00〜	昼休み（スタッフと談笑しながら食事）	
13：00〜	師長会議（毎週〇曜）or 患者カンファレンス 参加スタッフへの回覧など作成	会議優先 20日〜 勤務表作成 病室を決めて行う
15：00〜	看護部教育委員会（第3〇曜日）	
16：00〜	師長ラウンド（安全確認、物品在庫確認） 本日の夜間連絡票の完成	
16：30〜	夜勤師長へ報告	

2）入退院患者調整用シートの活用

　引継ぎが始まったら、深夜勤務者の申し送りを聞きながら、前日の病棟日誌を整理します。朝のうちに、当日の夜の分の連絡票を準備し、報告が必要な患者をイメージします。続いて、退院と入院予定患者の病室を調整します。入退院患者調整用シートなどを作成しておくと、スピーディーです。**表3**は、ベッドコントロール用の調整シートのモデルです。バインダーに挟み、鉛筆と消しゴムで使用します。手軽に取り出せ、スピーディにベッドを調整できます。アナログですが結構便利です。

3）回診を活用する

　最近、回診は医師のみのグループで行ったり、主治医のみがベッドサイドに足を運んだりなど、看護師が回診に同席しない

表3　入退院患者調整用シート（例）

病室番号	入院患者名	退院日	入院日	予定患者	病名など
302	青森県子	3月2日	3月3日	茨木花子	
	秋田市子	3月3日			
	山形町江	3月4日			
	福島佳苗	3月10日			
303	岩手県一				
	盛岡市郎				
304			3月2日		
305	青葉　薫	3月3日	3月3日		
	広瀬川子				

場合が増えてきています。この傾向は、業務全体の効率化を考えてのことと思われます。しかし、回診では、医師が患者に話すことや患者が医師に相談することがリアルタイムにわかり、患者把握には良い時間で、その後の仕事の効率化につながることもあります。特に、看護師長は、回診の時間を利用したラウンドを行うと一石二鳥です。

4）看護師長ラウンドのポイント

　看護師長のラウンドは、重要です。毎日、入院患者全員を回る必要はなく、1週間かけて全員を回って声をかけるとよいでしょう。そのとき、看護師長であることを挨拶してもよいし、回診の時に気になる相談を受けていたりした場合は、足を止めて話を聞くのもよい方法です。

　また、患者ラウンドをしながら、

　・地震が起きてもモノが落ちてこないか

　・避難経路にモノが置かれていないか

・ベッドのストッパーがかかっているか

・ベッド周辺が整理整頓されているか

などをチェックすると、ベッドサイドや病棟内の安全も確認できて一石二鳥です。

③ 翌日の計画は、前日のうちに基本スケジュールに組み込む

スケジュールの遂行において重要なことは、朝、出勤してから「今日は何をするのだったろう」と考えるのではなく、前日のうちに「やるべきこと」をメモして基本スケジュールに振り分けることです。翌日はそのメモをみて、適宜、修正しながら行動します。

④ 会議の値段

「時は金なり」といいますが、病院の中でお金を無駄にしていることの１つに、「だらだら会議」があります。仮に、会議に値段をつけると、［そこに集まっているヒトの「時間単価」×「時間」×「人数」］になります。職位が高い人が集合した会議は、時間が同じなら高い金額になります。そのように考えると、目的が不明確なだらだらした会議は、会議の規模に関係なく無駄なので、退治する必要があります。

病棟会議も同様です。病棟会議の値段は［スタッフの単価×時間×人数］と匹敵します。ムダな会議にならないように、会議は十分な準備を重ねて臨むことが必要です。

5 病棟会議の持ち方

　病棟会議の運営責任者は、看護師長です。会議が始まってから「何かありますか」などということがないように、準備する必要があります。

- ・病棟会議は、定例会議として、たとえば毎月第3水曜日の12：45〜13：45などと、日程を決めておく。
- ・司会は運営責任者である看護師長が行う。
- ・何を議題とするのかを事前に決めて、次第を作っておく。
- ・会議は予定の時刻を越えないようにする。もし、延びそうになったら、中断して、続きは、メールで連絡するなどの対応をとる。
- ・病棟会議の日は、なるべく多くのスタッフが出席できるように、可能な限り、日勤者を増やした勤務表にする。
- ・会議を行う場所は、遅番勤務者などの対応要員を複数置き、できれば、途中退座をするスタッフが少なくて済むように、カンファレンス室などを使う。

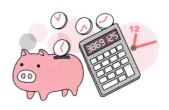

> ここでのポイント

 看護師長としての
基本スケジュールを立てる

 効率的で有効な時間の使い方として、
朝早めに出勤して個人の課題を済ませる、
入退院患者調整シートや回診を活用して
患者の把握を行うことがある

 会議を行う際は、
出席者の「時間単価×時間×人数」が
かかっていることを念頭に置いて、
十分に準備をして行う

TIME MANAGEMENT

5 to doリストを作成する

① to doリストとは

　タイムマネジネントの基本中の基本は、to doリストを作成することです。to doリストとは、「やるべきこと」をリストに列挙したものです。まずは自分のやるべきことを整理してみましょう。この「やるべきこと」は、「年間」、「月間」、「週間」、「日」で、押さえておくことが重要です。

② やるべきことの種類

　「やるべきこと」は、おおよそ、**表4**のように、「A．イベント」、「B．長期間の取り組み」、「C．締め切りが近い課題」の3種類に分類されます。

A．イベント

　イベントとは行事のことであり、「その時間は他のことができないこと」をいいます。**図6**のように、手帳に記入することが多く、例えば、「学会に参加する」、「子どもの授業参観に出席する」、「師長会議に出席する」、「患者との面談を行う」などがあげられます。

表4　やるべきことの種類

種類	内容	例
A．単発のイベント	単発で、予定として組まれ、その時間は他のことをできないこと （そのイベント実現のために、付随行動が伴う）	学会参加（付随行動） 師長会議（付随行動） 授業参観（付随行動） 進路相談（付随行動）
B．長期間の取り組み	長いスパンで、継続性が求められ、段階的に進める必要があること	看護研究の遂行 年度計画の進行 目標面接の計画 セカンドレベル研修受講
C．締め切りが近い課題	近い締め切り日が明確にあり、その時までに課題達成を目指して取り組むこと	セカンドレベルレポート 勤務表の作成 結婚式のスピーチ 会議資料の作成

　ここでは、1か月の手帳の例ですが、手帳をめくれば、8月に学会参加、9月に目標面接、10月に年間計画の評価提出などがあります。手帳には、年単位、月単位、週単位、1日単位がありますが、イベントは、月単位で記載することがほとんどです。

◎イベントに付随する行動の例
　イベントを手帳に記載する場合は、付随する行動も「やるべきこと」として、予定する日に記載することが必要です。
・学会参加に付随する宿泊等を手配する
　学会参加の予定は、移動日も含めて手帳に記載しています。この「学会参加」という行動には、当日参加すること以外に、事前申し込みをする、旅程スケジュールを決めるなどの付随し

5 to do リストを作成する

月	火	水	木	金	土	日
31	1 ホテル予約 新幹線予約	2	3	4	5	6
7 調書提出	8 師長会議	9 授業参観	10	11 患者面談	12	13
14	15 進路相談	16 学会スライド 完成	17 おみやげ リスト	18 移動日	19 学会参加	20
21 勤務表作成 開始	22	23	24 年度計画	25 勤務表提出	26	27

図6　イベントを書き込んだ手帳

た行動が必要になります。その場合は、手帳に「ホテル予約」、「新幹線予約」、「航空券予約」などと記入しておくと、手配忘れを防止できます。

・お土産を買う

　学会参加で遠方へ行って「お土産を買う」つもりがある場合は、これも「やるべきこと」になります。「誰に買うのか」「旅

45

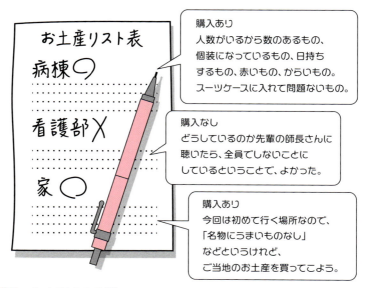

図7 お土産メモの例

程のいつ買うのか」、「宅配するのか」、「手持ちで帰るのか」などを決めて**図7**のようにメモをしておき、そのメモを見ながら買い物をすると慌てることがなく効率的です。

・授業参観に行く

　手帳に記載した「授業参観」や「三者面談」のイベントに付随する行動として、持ち物をリストしておくと当日慌てずにすみます。

　例えば

　　・スリッパ　・ハンカチ　・ティッシュペーパー
　　・ウエットティッシュ　・財布　・筆記用具　・メモ帳
　など

B．長期間の取り組み

　長期間の取り組みは、「長いスパンで、継続性が求められ、段階的に進める必要があること」をいいます。これらは、プランニングなしではできない「やるべきこと」です。このような取り組みは、継続的に行うしかけと、忘れて流されないようにポイントとなる日を決め、目印としての「やるべきこと」を記載しておく必要があります。それが、「評価日」や「提出締め切り日」などで、その提出の1か月前程度の日を記載しておくことが、継続的に取り組めるポイントです。

C．締め切りが近い課題

　締め切りが近い課題とは、「近い締め切り日が明確にあり、その時まで、準備して取り組むべき課題」です。例えば、**表4**のCのような、「看護系雑誌の執筆」、「セカンドレベルのレポート」、「出張の復命書」、「子どもの家庭調書」、「勤務表」などです。この「やるべきこと」は、その課題の締め切りに向けて計画的に取り組むことが必要で、タイムマネジメントの根幹をなす部分でもあります。

② やるべきことを一覧にする

「やるべきことリスト」は、イベントをにらみながら、付随行動、評価日、締め切り日などで、現在抱えている「やるべきこと」を**表5**のようなリストにします。

表5 やるべきことの一覧表例

やるべきことリスト	やるべきことに伴うタスクされたやるべきこと
学会参加	□事前登録　□ホテル予約　□航空券予約　□スライド
セカンドレベルレポート	□〆切〇月〇日
勤務表	□勤務希望を綴じる　□横軸と縦軸完成　□希望の入力
病棟中期計画	□チームに声をかける　□中間評価の実施
目標面接スケジューリング	□スタッフの都合を聞く　□日程表を作成する

5 to do リストを作成する

ここでのポイント

- ☑ タイムマネジメントの基本中の基本は to doリストを作成すること

- ☑ リストには、「イベント」、「長期間の取り組み」、「締め切りが近い課題」を記入する

- ☑ いずれも、付随する「やるべきこと」もあわせて記入する

TIME MANAGEMENT

6 スケジュールの立て方

① 自信半分、不安半分の正体

　宮城さんはベテランではありますが、副師長に昇任して2年目でした。診療科の特徴もおおむね把握できてきたところです。全体的に慣れてきて、ルーチンに行われる業務については、リーダーシップを発揮できるようになってきていました。

　しかし、「〇〇医師と話すのが苦手である」とか、「ベッドの調整は師長や年上の副師長に頼ってきた」など、看護師長となるうえで、不安材料もあります。何より、これまでは困ったことや問題があれば看護師長に相談できていましたが、4月からはそれができなくなります。

　看護師長への昇任はもう少し先のことと思っていたせいもあり、この状態で「看護師長という責任ある役割を担えるのか」という点では、半分は自信があり、半分は不安でした。

　実際このような人は少なくないのではないでしょうか。不安に思うその正体は、看護師長を経験していないということにあります。どんなに優秀な副師長でも、イメージで知っている看護師長の仕事しかわかりません。イメージの中には、大丈夫と思うことと苦手と思うこと、さらにはイメージもできないブ

ラックボックスの部分があるので、師長に就任する前に、どのような仕事があるのか一つ一つ「やるべきこと」として見通しておくことが重要です。

② 「やるべきこと」と 「やるべきこと」の関係性

前述のように「やるべきこと」は、大きく「イベント」、「長期間の取り組み」、「締め切りが近い課題」に分けられます。それらが365日に振り分けられ、スケジュールとなります。スケジュールをつくることを「スケジューリング」といいます。

さて、このスケジュールは、単発で発生するわけではなく、時には、1日単位でみた場合に、いくつも重なって、多重課題となっています。

例えば、宮城さんの手帳（**図8**）をみると6月8日（日）はAさんの結婚式で、「イベント」があります。看護師長になると、スタッフの結婚式などに出席する機会が多くなるものです。直属の上司としてスピーチを頼まれることもあるでしょう

結婚式は「イベント」であり、その時間は他に何もできません。また、結婚式のためにおしゃれをしようと思い、前日に美容院に行くことにしました。これにより「美容院」というイベントが発生します。またこの結婚式では「スピーチ」を頼まれています。この「スピーチ」については、「締め切りが近い課題」となり、原稿を考える時間をどこかで確保する必要があります。

「勤務表」なども毎月毎月提出締め切りに合わせて1か月か

6 June

月	火	水	木	金	土	日
26	27	28	29	30	31	1
2	3 13:00〜 師長会議	4	5 当直	6	7 美容院	8 Aさん結婚式 （スピーチ）
9	10	11 不在者投票 説明	12 学会移動日 （札幌へ）	13 日本看護 管理学会 （札幌）	14 日本看護 管理学会 （札幌）帰	15
16	17 当直	18 （当直明け） 事業参観	19 不在者投票	20 15:00〜 教育委員会 勤務表 希望〆切	21	22
23	24 年度計画 中間評価 〆切	25 ※勤務表 〆切	26	27 （セカンド レポート〆切） 15:00〜 病院業務 会議	28	29
30 グループ別 中間評価 開始						

図8 イベントを書き込んだ月単位の手帳（例）

けて実施していきます。「年度計画」については長期で取り組んでいく必要がありますが、中間評価の提出も求められた場合などは1か月前くらいから「締め切りが近い課題」に変化し

て、多重課題が増加することになります。

スケジュール表とto doリストの関係

　スケジュール表は、週単位、月単位、年単位などで区別されています。近年は、携帯電話やタブレットと連動した電子手帳を使う人も増えてきました。どちらでも好みに応じて使用すればよいでしょう。ただし、いずれの手帳を使用しても、「記載すること」、「毎日見ること」が、使い方の必須条件です。

　まず、手帳に記入するスケジュールは「イベント」です。「イベント」は、その時間はそのこと以外ができないという特徴がありますが、師長としての役割を果たすうえで、欠席できないものでもあります。それ以外の「やるべきこと」は、「イベント」以外に振り分けられます。月単位のスケジュール表には、「長期間の取り組み」の計画や「締め切りが近い課題」の締め切りの記入はしても、日々の「やるべきこと」も記入すると混乱するので、「長期間の取り組み」と「締め切りが近い課題」は、別途リスト表を作成することをお勧めします。

手帳と「イベント」以外の「to doリスト」の使い方

　「イベント」以外の「やるべきこと」は、一覧にしておくとよいでしょう。

　「イベント」を記載した手帳と一緒に保管することが望ましいので、**図9**のように大き目の付箋などに書いて月別手帳の

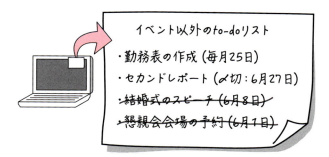

図9 付箋の記入例

ページに貼っておくとよいでしょう。電子手帳を使っている場合も、携帯電話のカバーの内側や毎日使用するPCの手元など目につきやすいところに貼っておくと、「やるべきこと」を確認しながら、週間予定やその日のスケジュールに振り分けられます。終了したら削除の印をつけ、新しく増えたら追加します。見えにくくなったら、新しい付箋に書き直します。

⏰5 手帳の一元化のすすめ

　人によっては、家庭用と仕事用の手帳を別々にしている場合がありますが、家庭の用事を忘れて仕事の予定を入れてしまい、後日、調整のための時間を取られたりします。

　手帳は自分自身の予定を記入するものです。自分という人間は1人なので、手帳は、家庭のことも仕事のことも区別せず同じスケジュールとして記載するのがよいと思います。

ここでのポイント

 「やるべきこと」は単発で発生するのではなく「イベント」、「長期的な取り組み」、「締め切りが近い課題」の多重課題であることがほとんどである

 手帳には主に「イベント」を記入し、「長期的な取り組み」と「締め切りが近い課題」はto doリストを作成し、付箋などに書き、手帳の今月のページに貼るなどしておくとよい

 手帳は、仕事用と個人用と一元化する

T I M E　M A N A G E M E N T

7 足し算のスケジューリングと引き算のスケジューリング

① スケジューリングとは

　スケジューリングとは具体的に予定を立てることです。ポイントは、週別、月別の基本となるスケジュールを決めておくこと、それに、やるべきことを持ち時間に振り分けることです。

　それは、事前に時間を使う予定を決めることです。具体的には、基本のスケジュールに「イベント」を追加し、「締め切りの近い課題」を日々のスケジュールに割り振ることです。その際の課題の締め切りが「目標設定日」になります。

② 締め切りのある課題の取り組み方

　タイムマネジメントで仕事における充実感や達成感を感じるのは、「締め切りが近い課題」を余裕をもって終わらせることができたかどうかが影響します。取り組み方は事前に時間の使い方を決めることで、それには「足し算のスケジューリング」と「引き算のスケジューリング」があります。

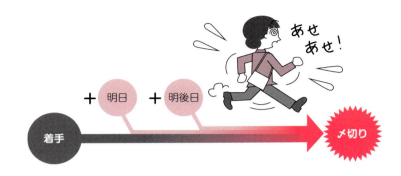

図10　足し算のスケジューリング

３　足し算のスケジューリング

　足し算のスケジューリング（図10）とは、まず始めてみて、「明日」、「明後日」と、時間を足していって終わらせようとするスケジューリングをいいます。突然降ってきた課題や、取り組みが遅れてしまって締め切りが直前になった課題を間に合わせたりするための方法です。締め切りを念頭に置かないので、行き当たりばったりの取り組みともいわれます。

４　引き算のスケジューリング

　引き算のスケジューリングとは、「締め切り日から余裕を持たせて逆算して計画を立てる」ことをいいます。
　引き算のスケジューリングは、「この仕事はどれくらいの時間を必要とするか」を判断できなければできませんので、「できるやつの仕事ぶり」などとも言われます。

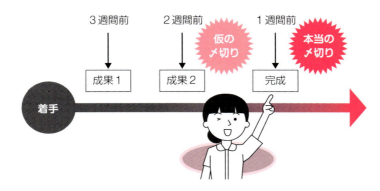

図11 引き算のスケジューリング

　図11は、本当の締め切りから6週間と判断して、3週間前に成果としてある程度のまとめを行います。2週間前は仮の締め切り日として仕上げます。さらに、残りの1週間は、精度を上げるために内容の確認をするという程度で仕上げると、余裕のある終わり方となり、焦ったり、イライラしたりすることもなく、満足感を得ることができます。

◎セカンドレベルの課題レポートの「引き算のスケジューリング」例

　「レポート」の作成では、全体の完成に向けて「引き算のスケジューリング」が欠かせません（**図12**）。このスケジューリングのポイントは、「タスクを分解する」ことです。大きな仕事は心の障壁が大きくてつい後回しにしがちなので、「取り組みやすい単位」に分け、分解したタスクの達成を「目標①」、「目標②」などとして、いつまでに何を行うのかを計画するとよいでしょう。

　目標①は、論旨の組み立てを行います。何を書くのかが決ま

7 足し算のスケジューリングと引き算のスケジューリング

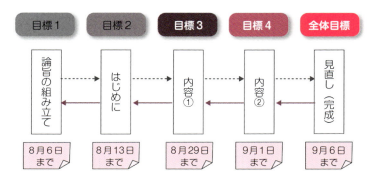

図12 タスクの分解によるレポート作成までのバックワードのスケジューリング

らないでレポートと向き合っていても、何も進みません。ここでは、何を書くのか、その論旨の組み立てを考えることにします。レポートの課題が何を求めているのかを確認して、レポートの「起承転結」を考えます。ただし、取り決めたら、「実施する！」ことが必須です。

5 看護師長を取り巻く仕事

　図13は、看護師長を取り巻く主な仕事を示しています。

　下段が基本となる毎日の仕事で、中段が、年単位、月単位で取り組む必要がある予測できるタスクです。そして、上段は筆者が「降ってくる仕事」と名づけているもので、「アクシデント」、「クレーム」、「急なスタッフの休み」、「断れない頼まれごと」の4つに分類しています。

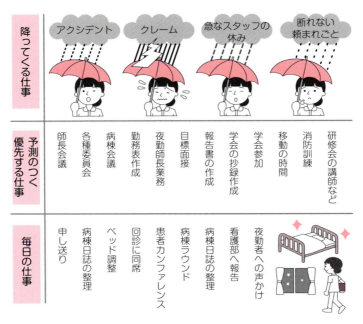

図13 看護師長を取り巻く仕事

　アクシデントやクレームは、発生しないように日常的にリスクマネジメントを行うことが必要です。ただし、万が一にでも発生した時は何をおいても優先して取り組む必要がありますので、どのように動くのが望ましいのか日頃から自己研鑽しマニュアル化しておくことも必要です。「仕事はできる人に頼め」ともいわれます。断れない頼まれごとは、できると見込まれてのことと思われるので、学習しながらでも自分に受ける能力があるかどうかを判断してから受けることは重要でしょう。

ここでのポイント

☑ 具体的に予定を立てることを
スケジューリングという

☑ スケジューリングには、
まず始めてみて、時間を足し算して
終わらせようとする
「足し算のスケジューリング」と、
締め切りから余裕をもって
逆算して予定を立てる
「引き算のスケジューリング」がある

TIME MANAGEMENT

8 できる師長の スケジューリング

　できる看護師長の仕事の仕方をみてみると、以下にみていく
ような特徴があります。

① スケジューリングが正確

・自分自身が取り組まなければいけないタスクを、時間のか
　かる順番で把握していて、「やるべきことリスト」を作っ
　ている。
・長期に持続力が必要なタスクを月単位・週単位で分割し
　て、１日の持ち時間にムリなく振り分けてスケジュールを
　作る。
・「あ、今日は〇〇さんと目標面接があった」などと思い出
　しの足し算のスケジューリングはしない。
・前日には翌日分のタイムテーブルを作成しておき、出勤し
　てから予定表をみて行動し、予定のタスクが終了したら一
　つ一つに終了のチェックを入れ、再度全体の予定を確認し
　ながら次のタスクを確認する。

8 できる師長のスケジューリング

 朝の時間を活用している

- 「早起きは三文の徳」と言われますが、仕事のできる人は全体的に早起きで出勤が早い印象があります。早起きの人たちは、皆同じように「夜は疲れて何もできないから思いきって寝て、朝の1時間は自分のために使う」と言います。その流れで出勤が30分早くなり、スケジューリングの時間などに使っているようです。
- 面倒な仕事は朝のうちに済ませます。朝は30分前には出勤し、連絡関係を済ませます。メールのチェックも時間がかかるものです。簡単に答えることができるものだけでもないので、夕方になると面倒になり後回しにしてしまいます。後回しになると返事をするのを忘れたりします。

タスクの分解がうまい

仕事は取り組む単位が大きいほど心の壁も大きくなり、「何から手をつけてよいものやら…」などと取り組むのが嫌になり、とかく後回しにしがちです。

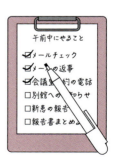

- 取り組める単位に分けて、それをタスクとする。「今日はここまで」と決めて、スケジューリングをする。
- 「決めたらやる」をモットーとしている。切り替えが早

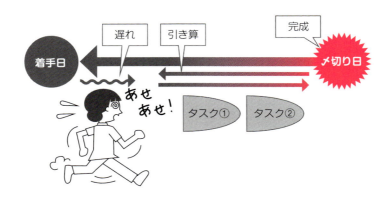

図14　遅れを挽回する

く、やることを決めているので、集中するのが早い

4 遅れを挽回する

　どんなにできる看護師長でも、スケジュールどおりに行かないことは多々あります。そんな時は、「遅れを挽回する」（**図14**）ことが必要となります。

- 遅れを挽回する場合も、基本的に挽回にかかる「仕事の量」と「仕事の質」をはかりにかけてタスクを分解して、締め切りに間に合うように予定を立てて実施する。
- 計画は、立てたら実施することをモットーとしている。

8 できる師長のスケジューリング

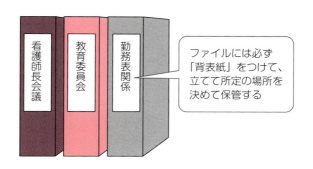

図15　ファイリングの例

⏰⑤ 探し物をしない

必要なモノが、必要な時に、すぐ出てくる。
- ファイリングが上手で、必要になると見込まれる書類のみカテゴリーでまとめている。
- ファイルは、背表紙を付けて、立てておいておく（図15）。

⏰⑥ 勤務表の作成がうまい

　看護師長の月の時間軸は「勤務表」の作成といっても過言ではありません。「終わった！」と思うと、また次の作成時期になります。勤務表作成（図16）が上手になるポイントは次のとおりです。

- 勤務希望の締め切り日を決めている
- 勤務希望の提出用紙の書式を決めている（勤務希望を名簿

順に並べる時に、同じ大きさのほうが綴じやすい。同じ書式のほうが、希望を見落としにくい)

・締め切り時刻は夕方ではなく、12：00にしておき、締め切り当日の午後から、勤務表の着手にかかる。勤務表も、つくる段取りを、初日はステップ1、翌日はステップ2、次はステップ3、最終ステップ4などとタスクに分解し、作成パターンを決めて集中して仕上げる。

日	月	火	水	木	金	土
		1	2	3	4	5
6	7	8	9	10	11	12
13	14	15	16	17	18	19
20 希望〆切	21 タスク①	22 タスク②	23 タスク③	24 完成！	25 提出	26
27	28	29	30	31		

図16　勤務表作成のスケジューリングの例

8 できる師長のスケジューリング

ここでのポイント

☑ 仕事ができる看護師長であるかどうかは、スケジューリングが正確かどうかで決まる。

☑ 朝早く出勤し、面倒な仕事を早めに済ませるなど時間の使い方を工夫することが必要である

9 書類の分類と捨て方

① 手にした時に「捨てる」か「保存する」を決める

　看護師長になると、手にする書類が多くなります。すべての書類をとっておくと「いる書類」と「いらない書類」がごちゃごちゃになってしまいます。ファイルが膨れてきて、その段階で「捨てる」「捨てない」を判断しようとします。しかし、あまりにも量が多くて時間がかかってしまい、結局、厚いファイルはそのまま残っていて、新しいファイルを作ることになってしまいます。

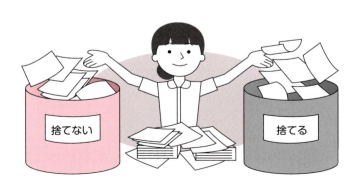

書類は、まず手にした時に、「捨てる」または「捨てない」を決めます。判断に迷う場合は、1か月待って、捨てる日付を書いた付箋を付けておきます。仮に捨てた後に必要になった書類は、そもそもの発信場所に原本があるのでコピーさせてもらえばよいのです。

② 書類のあとかたづけを後回しにしない

書類は、「捨てる」か「捨てない」かを決めたら、「捨てない書類の行き先」ごとに分けてあとかたづけをします。できれば会議などの直後にかたづけをしたいところですが、次の会議があったり、病棟で患者と約束をしていたりなど別の予定が入っていて、すぐに対応することが難しい場合は、用事が終わったあと可能な限り早くかたづけることが原則です。

すぐにかたづければ5分程度で終わっても、あとから探してかたづけるのは30分や時に1時間にもなり、しかも見つからない時もあります。当日取り組めない場合は、翌日に少し早く出勤して、整理するのが重要です。

書類のかたづけは、時間が経てば経つほど、書類の内容をもう一度読むなどの時間が必要になってきます。後回しにしているうちに、新しい書類が増えるので、さらに時間がかかることになります。

書類のファイリングの原則

- 書類のファイリングをする時は、右肩に、書類をファイルした「年月日」を記載する
- 保管枚数は、最新の1枚とする。念のためのコピーをする人がいるが、時間が経つと、処分する際に何の書類か確認する作業が発生して、かえって、タイムロスにつながる。
- 安全管理や感染管理などの書類は、スタッフに周知後、マニュアルとして適用させていくが、手技などの方法が変わった際などに、前の書類が残っていると、新旧が入り交ざり危険である。それを避けるためにも、ファイリングした日付を記入することは大切である。
- 保存は、2枚以上の内容でも1枚1シートが原則である。

9 書類の分類と捨て方

> ここでのポイント

 書類は手にしたときから
「捨てる」か「保存する」かを決める

 書類のかたづけは後回しにしない

 保存する書類の保存枚数は1枚とする

TIME MANAGEMENT

10 手際のよい効率的な書類の分類方法

1 スタッフに「回覧する」「回覧しない」の分類

　書類の分け方として、手元に届いた書類について、「スタッフへの回覧が必要であるかないか」で分類すると、効率的で効

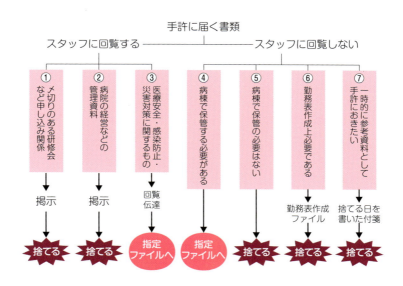

図17 スタッフの回覧の必要の有無で分類する方法

果的に書類管理を行えます。その方法を**図17**に示します。

2 スタッフに回覧する書類の始末

スタッフに回覧する書類には、次のようなものがあります。

①締め切りのある研修会などの申し込み関係の書類

　看護職員を対象にした看護協会や学会関連の研修会の案内などが看護部を経由して届くことがあります。研修会などの案内は、その内容を選ぶことなく掲示します。その際、申し込みの締め切り期日を右上などにわかりやすく明示して、その期限までに申し込みがなければ、掲示を外してそのまま捨てます。申し込みがあった場合は、そのメンバーの中の1人を選んでとりまとめをさせます。勤務表上の考慮を行う必要があるので、申込書は1部コピーして「勤務表作成関係」のファイルに保存します。

　なお、参加させたい看護職員がいる場合は、声をかけます。

②病院等の経営管理の書類

　看護師長になると、病院全体の課長・師長以上の経営会議などの構成員として、毎月行われる会議に参加するようになります。その際、今月の「病床利用率」、「病床回転率」、「平均在院日数」など、病院経営の指標が部署比較、前年度との比較などで提示されます。

　その経営に関する資料は、病棟会議で説明し、翌月のデータと交換して、前の書類は捨てます。

③医療安全・感染防止・災害対策に関する書類

　医療安全・感染防止・災害対策に関することは、安全管理室や感染管理室が常に情報をキャッチし、何か新しい情報が入ると時を待たずして修正されて、全部署に一斉に通知されます。

　他の施設や他の病棟で起きたアクシデントの内容と、同様の事故を防ぐための注意喚起や事故防止のための新しいやり方などが周知されます。病棟という場所は24時間365日稼働していますが、常に同じ人が勤務しているわけではないので、伝達回覧をして、看護職員個々のサインを受けます。全員がサインしたことを確認したら、指定のファイルにしまいます。

　その際、改訂前の書類がある場合は、古いものと新しいものが混在すると事故につながりやすいので、前のものはその時に必ず捨てます。

❸ スタッフに回覧しなくてよい書類の始末

　スタッフに回覧しなくてよい書類には、以下のようなものがあります。

④病棟で保管する必要がある書類

　個人を対象にした申請書類や条件付きの研究会の案内など、スタッフ全体に周知する必要はないが、いったんは病棟で保管する必要がある書類は、保管の期限を付箋に記入して書類に貼り、指定の管理ファイルに綴じます。ファイルを開いた時に付箋の期日を見て、その時に捨てます。

⑤病棟で保管の必要がない書類

　看護師長には、宣伝のポスターなどいろいろな書類が届きます。回覧はもちろん保管の必要がないものは、その辺にぽっと置くといつのまにか他の書類と混ざってそのまま忘れてしまうこともあります。どこかに置くことなく、すぐに捨てるのがポイントです。

⑥勤務表作成上必要な書類

　勤務表作成に関する書類として、研修会や学会の参加予定に関する書類、スタッフの勤務希望申込書などがあります。勤務希望は、病棟によっては、希望の条件は休みか○○勤務以外などの希望のみを受け付け、夜勤や日勤を指定する希望は受け付けないルールにしているところもあります。

　図18は、勤務希望申し込み用紙の例です。用紙は同じものを使って提出してもらうと、規格が同じなので勤務希望の整理

勤務希望申し込み（　　　　月）	
氏名：	
月　日（曜）	備考（研修会や学会などの参加は明記してください）希望がない場合は、「なし」と記載してください。

図18　勤務希望申し込み用紙

をしやすいですし、見落としもしにくくなります。希望がない場合は、「なし」と記入して提出してもらったほうが、勤務希望を探すということをしないで済むのでタイムロスの削減を図れます。

　勤務表作成に関する資料は、〇月勤務表作成資料として、1つのファイルにまとめておき、翌月の勤務表作成の段階で廃棄します。

⑦一時的に参考資料として手元に置きたい書類
　一時的に参考資料として手元に置きたい書類があれば、「とりあえずの書類」などとして、ざくっと保管しておく書類ファイルを作っておくと便利です。この場合、保管した日時を記入しておき、後日それを発見して6か月が過ぎていたら、その時に読むか、読まなければ、そのまま廃棄します。

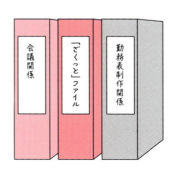

10 手際のよい効率的な書類の分類方法

ここでのポイント

- ☑ 書類はスタッフに回覧して周知するもの、回覧しないでよいもので大別する

- ☑ それぞれで保存する必要があるか分類する

- ☑ 一時的に手元に置きたい書類はファイルにまとめておき、6か月過ぎて、目を通していなかったら破棄する

TIME MANAGEMENT

11 効果的で簡単な スタッフへの周知方法

① 「掲示する書類」の掲示のポイント

　研修会などの企画の案内は、締め切りが決まっており、希望を募って、希望者がいなければ回覧後廃棄する書類です。

　この種類の書類は、個別にスタッフにぜひ受けてほしいと声をかけたい研修会と、スタッフの興味関心に任せる研修会があります。いずれ、掲示による周知方法（**図19**）がお勧めです。

- ・スタッフへの周知のポイントの１つは、締め切り日を見やすくするために、フェルトペンなどで付箋に締め切り日を書き、周知する書類の右上に貼ってから掲示する。
- ・看護部などからの案内の時は、締め切り日は看護部の締め切り日より少し早めする。
- ・締め切り日は、申し込みの締め切りであると同時に、書類始末するタイミングでもある。
- ・締め切り日を見やすくしておくと、申し込みを忘れずにすみ、廃棄のタイミングもわかり、貼りっぱなしも避けることができる。

11 効果的で簡単なスタッフへの周知方法

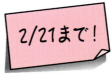

図19 研修会の案内の方法（例）

- 研修参加の希望者は、締め切り日までに自己責任で自分の名前を記載する。希望者がいる時は希望者の中からメンバーの取りまとめを依頼する。希望者がいない場合はそのまま廃棄する。
- 希望者がいる場合は、勤務表上の考慮を考え、一部をコピーして勤務表作成に必要な書類にファイリングする。

回覧する書類の回覧の際のポイント

　回覧が必要な書類は、「医療安全」、「感染予防」、「災害対策」などに関する変更などの書類で、可能な限り早く、確実に連絡するために、サイン式にするよいでしょう。掲示をしていても、読まないで掲示期間が終わってしまうことが多々あります。危機管理に関する内容は、リスクを伴うので、可能な限り早く、責任を持って読み、内容を理解してサインする方式（**図20**）が適切です。

- サイン式のポイントは、なんでもかんでもサイン式にしないで、「これは重要！」というもののみをサイン式にすることである。
- なんでもかんでもサイン式にすると、重みがなくなり、内容も読まずにサインだけする現象が起きてしまう。
- 空いているスペースに自由にサインをするのではなく、名簿を貼って、自分の欄にサインをするようにする。
- 自由にすると、誰がサインをしてあるのかがわかりづらく、結局サインとメンバーの名前を付け合わせることになり、逆に時間が取られる。
- 病棟看護職員の全員の記載されたサイン用の名簿を作成して、いつでも使えるようにコピーをしておき、回覧書類に貼付するなどして、使えるようにしておくとよい。
- サインをしていないスタッフがいたら声をかけ、全員がサインをしたら、書類は指定ファイルにファイリングする

11 効果的で簡単なスタッフへの周知方法

重要回覧

サクシンとサクシゾンの取り違えに関する医療事故について

今般、ヒドロコルチゾン製剤「サクシゾン」が投与されるべきところ、筋弛緩剤「サクシン」が誤って投与され患者が死亡するという事故が報道されました。この事例を受け、厚生労働省より「医薬品の販売名の類似性などによる医療事故防止対策の強化・徹底について（注意喚起）」（医政発第1204001号，薬食発第1204001号）が出されました。

通知の内容： http://www □□□□□□□□□□□□□□□□□□

厚生労働省が指摘する5つの検討項目と各施設の対応について

	名　前	サイン		名　前	サイン
1	青森　県子	青森	11	埼玉　たま子	
2	秋田　こまち	秋田	12	群馬　前橋	
3	岩手　椀子	岩手	13	東京　太郎	
4	宮城　仙台	宮城	14	神奈川　ハマ	
5	山形　蔵王	山形	15	ジョン・ロエル	
6	栃木　餃子	栃木	16	山梨　葡萄	
7	福島　市子		17	静岡　緑茶子	
8	新潟　佐渡子		18	愛知　白子	
9	長野　野尻		19	鳥取　すな子	
10	茨城　ミト		20	大阪　花子	

図20　スタッフに回覧しサインをしてもらう書類の例

③ サインの意味

　例にあげたサイン式の名簿を貼る方法は、名簿を貼るならサインではなく「 ○ 」でもよいのではと思うかもしれません。しかし、回覧は、読んだかどうかを判断することが重要なのではなく、責任を持って確実にその内容を理解したかを把握することが重要です。

　そういう意味でも、サイン式は、これは絶対重要というものを選ぶ必要があります。さらに、「……注射の取り間違え防止の方法です。読んだ後にサインして、○○さんに回覧してください」などと、口頭で回覧を伝えることも効果的です。

11 効果的で簡単なスタッフへの周知方法

ここでのポイント

- ☑ スタッフに周知する必要がある書類は掲示する

- ☑ 申し込みなど期限のあるものは、締め切り日をわかりやすく提示する

- ☑ 「医療安全」
「感染予防」
「災害対策」
など重要な内容の書類は回覧し、サイン式にする

- ☑ サイン式にする場合は名簿を貼って、誰がサインしたかわかりやすくする

TIME MANAGEMENT

12 勤務表作成のコツ

① 勤務表とは何か

　いまさらですが、「勤務表とは何か」との問いには、「病棟の全看護職員の勤務状況を月単位でまとめているもの」などと回答するのが普通です。勤務表は、看護師長の病棟運営に対するメッセージでもあります。勤務表の作成においては、チーム編成、リーダー、変則勤務者、夜勤状況などが、安全を考慮しながら組み込まれ、毎日の予定が一覧で示されています。

　タイムマネジメント的にみると、勤務表作成は、看護師長の仕事の中でも他の誰かに代わることができない責任の大きな仕事です。しかも、毎月休むことなく行われ、看護師長のスケジューリングに大きく影響する仕事です。

② スタッフにとって勤務表は毎月のベストセラー

　勤務表はスタッフにとっては自身に直接関係する1か月のスケジュールなので、勤務表ができるといろいろな確認作業が出てきます。

「休みの希望は通ったか」
「休みはいつか」
「夜勤はいつか、何回か」
「誰と夜勤を組むのか」

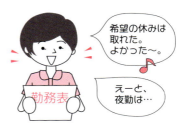

　などなど、時には、他のスタッフの勤務も暗記するほど、いくら見ても見飽きない「ベストセラー」といえます。

③ 勤務表の基本構造

　角度を変えてみると、勤務表の作成はとても高度なマトリックスの創作ゲームでもあります。

　縦軸に構成メンバー、横軸に月単位の暦で構成され、スタッフ一人ひとりの休日の数・間隔、夜勤の回数、年次有給休暇などを埋め、個々の労働基準法の適用を検討します。

　縦軸では、安全に業務を遂行できるように、日勤および夜勤のメンバーの組み合わせを考えながら配置し、看護サービスが日によって変わることがないように検討します。

④ 勤務表作上の看護師長の苦労

　スタッフ全員が同じ能力ではないので、看護師長にとって勤務表の作成は苦労の種です。

　・日勤も夜勤も組み合わせは、誰でもよいわけではない

・前月の繰り越しの休みがある看護師がいる
・学会などで出張のある看護師もいる
・夜勤の回数が同じである必要がある
・月の「休日」を満たす必要がある
・スタッフの希望も可能な限り叶えることが重要である

　以上ように、勤務表作成の条件は多様で複雑なので、方眼紙の「縦のチーム編成上の数の計算」と「横の一人ひとりの労働基準法上の条件を満たす数の計算」を確認しながら、齟齬がないようにマトリックスを埋めていくのは、高度な技術を必要とします。

5 勤務表作成ソフトの活用のポイント

　近年、勤務表作成ソフトが開発されて導入する施設も増えてきています。出始めた当初は、条件を入力すれば「さくっと作成できてしまう」と期待した看護師長も多くいました。

　しかし、多くの看護師長から「自動作成はうまくいかないので、その機能を使っていません」との意見もあるようです。

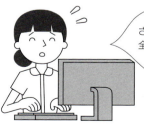

いろいろな条件を入力して、さてどうかしら？と、やってみましたが、全く成立しない勤務表ができてしまいました。結局、手作業で作った方が早かったです

今は、ソフト機能の使えるところを使って作成しています

それでも、多くの看護師長は、「ソフトの機能の使えるところは使う」として、次のような「活用のポイント」をあげています。

- スタッフの希望は書き換えないようにロックする
- この人とこの人はどうしても組めないという組み合せができないように設定する
- 誤って新人同士が組むように入力すると、ワーニングが入るように設定する
- 連続勤務の限度を超えるとワーニングが入るよう設定する
- チームのメンバーの設定をしておくと自動的に印字される
- 日々の勤務者数の確認は人間の目より正確である
- 夜勤の人数不足はないかの確認は人間の目より正確である
- 夜勤時間数は自動で計算されるのでそれは活用する

6 勤務表作成のためのタスク分解の方法

勤務表は看護師長の細やかな配慮があってできあがっていますが、その作成は、心的負担が大きいものです。

タスク分解のポイントをまとめます。

①勤務表のフォーマットを作成する
- 縦に名前、横に日と曜日を入力する（あるいは記入する）
- 名前の順番は、チームごとでグルーピングする

・全部が手書きの場合は、スタッフの名前のゴム印があると作業が早い

②スタッフ個々の勤務希望記入用紙を綴じる

・スタッフの勤務希望の用紙を、勤務表の名前の順番に重ねて、ホチキスで止める

・研修などの考慮したい予定を入力してブロックする（記入する）

③個人の希望が同じ日に集中していないことを確認する（記入する）

④自分が留守にする日を記入する（代行者が日勤となるようにする）

⑤最初の１週間のスケジュールをつくる

・前の月との関係から休日を決定する（最初の１週間）

⑥中間の２週間をつくる（縦計、横計を確認する）

⑦残り１週間をつくる（縦計、横計を確認する）

⑦ 勤務表作成のスケジューリング

　勤務表の作成は１日ではできないので、スケジューリングが必要です。

　勤務表作成のタスクを、１日目に①〜④まで行う、翌日に⑤を行う、３日目に⑥を行う、などと分解してスケジュールを組むと、勤務表作成の「心の重さ」が少し軽くなるので、取り組みやすくなります。

12 勤務表作成のコツ

ここでのポイント

 勤務表作成は、看護師長の業務の中で、他に代われない責任重大な仕事である

 まずスタッフの希望日をまとめ、同じ日に集中していないことを確認し、自分が不在の日の代行者の調整をする

 最初の1週間→中間の2週間→残り1週間の順でスケジューリングする

 勤務表作成ソフトの機能の使えるところは使う

TIME MANAGEMENT

13 業務の効率化とは

1 そもそも効率化とは

　業務の効率化を図ることは、看護管理者にとって部署運営上の重要な課題です。「業務を改善しなくては」と考えていても、忙しさに追われて手つかずのまま先送りしたり、「何から始めたらよいのか」と考えているうちに1年が過ぎてしまったりすることも少なくありません。

　効率化とは、そもそも「時間の無駄を省く」ということです。「時間の無駄を省く」といってももちろん時間そのものを省くことはできないので、「内容を省く」、「簡潔にする」、「短縮する」、「統廃合する」などで業務内容を再編成し、「無駄を省く」という効率化が行われるわけです。

2 3種類の業務

　一口に「業務」といっても、すべてが同じ次元のものではありません。業務の効率化を図る際には、その違いを理解しておくことが重要です。業務は基本的に、大きく「定常業務」と

表6　業務の種類

業務の種類		内容	例
定常業務	直接的な看護ケア	患者や家族等、対象者に提供される医療・看護の本質サービス	清拭や入浴介助、洗髪等の清潔のケア、褥瘡などの処置、配食および食事の介助、排泄の介助、各種患者指導、検査の介助、与薬など
	間接的な看護業務	直接的な看護ケアを提供するためにつなぐ業務	申し送り、電話の受信・発信、医師指示受け、リハビリ調整、看護記録、看護計画など
非定常業務	危機管理上の業務	予定外に発生する危機管理上の業務	患者急変への対応、医療事故発生時の対応、院内感染発生時の対応、災害時の対応など

「非定常業務」に分けられます（**表6**）。

　定常業務はさらに、「直接的な看護ケア」と「間接的な看護業務」に分けられます。「直接的な看護ケア」は、患者や家族など、対象者に提供される医療・看護の本質サービスです。入院患者に対するサービスに関しては、「バイタルサインや患者の反応などの観察」、「清拭や入浴介助、洗髪などの清潔のケア」、「褥瘡などの処置」、「配食および食事の介助」、「排泄の介助」、「入院、手術、退院などの各種患者指導」、「検査の介助」、「注射」、「与薬」など、1日の基本となる時間の流れを作っている業務です。

　「間接的な看護業務」は、医療・看護の本質サービスを提供するために必要な業務で、筆者はこれを「つなぐ業務」と言っています。たとえば「申し送り」、「ナースコール対応」、「電話の受信・発信」、「検査依頼」、「医師指示受け」、「リハビリ調整」、「記録」、「看護計画の立案」など、患者への直接のケアで

はないですが、看護の提供のために不可欠な業務です。

　この「つなぎ」の業務がいかに効率的行われるかが、全体としての時間の活用につながります。

　第3の業務は、非定常業務で、「危機管理上の業務」です。「患者の急変への対応」、「医療事故発生時の対応」、「災害時の対応」など、予定外に発生する業務です。予定外の業務であっても、発生時に速やかに対応する必要があります。そのため、定常時から、対応マニュアルの整備、発生時の対応を訓練しておくことが求められます。

3 業務における重複時間

　業務の実施は、「起床」、「朝食」、「昼食」、「安静」、「夕食」、「消灯」など、患者の生活時間などを基本とする時間軸で行われます。その時間軸は、「1つの業務が終わったら次の業務」、と単線でできているわけではありません。

　さまざまな業務は担当ナースに分担され、それぞれ別に行われますが、時間軸には多くの重なりが発生します（**図21**）。業務の効率化を図る際には、その重なりがどのように発生しているのかを把握する必要があります。

　加えて、とかく「マンパワーが不足している」と感じるのが、この重なりが多い場合です。日常ルーチンに行われる業務については、その重なりとスタッフの配置の関係を検討することが重要です。

13 業務の効率化とは

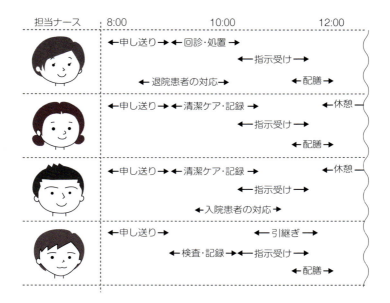

図21 業務における重複時間

④ 効率化を阻む要因

業務の効率化を検討し、

・新たなマニュアルを作成する

・検査の必要物品をセット化する

・物品管理場所を近くする

・単純化したチェックリストを使用する

など、業務の無駄を省く方法で実施するようになっても、なぜか「前より時間がかかる」、「前と変わらない」など、スタッフの不満の声が聞こえたりします。看護は人を対象に人が行うサービスなので、ロボットが行うように画一化した方法で行えることだけではありません。業務の効率化を阻む要因は、患者

の体型やセルフケアレベルのほか、いくら標準化しても誰もが同じように行えるわけではないので、看護師の技術レベル、業務の重なりなどもあげられます。

したがって、改善を行った業務について、時間がかかった要因をメモしておき、分析することが必要となります。また、「明日の患者さんは、自力で体動できないので、時間がかかる」などと予測される場合は、前もってサポートなどの業務調整をしておくことが効率化につながります。

5 効率化の評価

ある病棟を例に、効率化の評価について見てみましょう。

A病棟では、以下の業務の改善に取り組んだ。
・入院時のオリエンテーションを見直す
・パートナーシップを導入する
・申し送り方法を見直す
・インフォームドコンセントの方法を検討する
・指示受け方法を変更する
・誤薬の防止システムを検討する
・多職種カンファレンスを開催する
・退院支援看護師を育成する
・感染対策マニュアルを作成する
・転倒防止リスクシートを作成する
ところが、その評価は、なぜか「時間外勤務の減少」等が設定されるというちぐはぐ現象が起きていた。

○「入院時のオリエンテーションの時間、内容を見直す」場合、オリエンテーションに時間がかかるので、効率的で効果的な方法として、パンフレットの導入を行ったとします。その場合、オリエンテーションとして「期待する結果」に対する評価を行うもので、時間外勤務が減少するといったことを直結させるのは論理の飛躍といえます。

○「申し送り方法を見直す」などの計画についても、その評価はベッドサイドに行く時間が増えるといった間接的なことではなく、申し送り自体の時間が減少したのかなどの評価の指標です。

　とかく業務改善の結果を全体としての時間外勤務の減少などと結びつけがちですが、それには無理があります。時間外勤務が減少したとしても、その月はたまたま入院や手術が少なかったのかもしれません。あるいは忙しい日にベテランナースが多く勤務していたのかもしれません。反対に、時間外勤務が増加したとしても、緊急入院やスタッフの病気休暇によりたまたまマンパワーが少なかったのかもしれません。

　「せっかく取り組んだのに」などの「残念感」をつくらないためにも、業務改善の評価は全体としての時間外勤務の削減に結びつけずに、その目標との関係で設定することが重要です。

6 なぜ、効率化を図るのか、その先に目指すものとは

　業務改善を図る時に、「効率的」で「効果的」という2つのフレーズがよく用いられます。効率的というのは「無駄を省く」ということで、それは言い換えると「余分なことは減らす」ということです。

　しかし、余分なことを減らした結果「効果的」でなければ意味がありません。その「効果的」というのは、対象者である患者や家族にとって「効果的」ということです。業務の効率化が看護師にとって能率的な時間の確保につながっても、それがイコール患者にとって効果的とは限りません。この2つを同時に得るのは意外と難しいことなのです。

　しかし最近は、術前オリエンテーションや患者指導など、DVD化して映像で示すことを通して、看護師が対面で指導する時間を節約し、時間をかけた看護師の言葉の説明よりも、ずっとわかりやすく、「効率的で効果的な」方法が開発されています。

　業務の効率化を図ることは、タイムマネジメントそのものですが、タイムマネジメントは「ある事象を達成するために、時間を有効に活用することで、生産上の向上とかかわりへの充実感の向上をもたらすもの」です。この「時間の有効活用」は、スタッフにとっての仕事上での「ゆとり」にしたいものです。「ゆとり」のある仕事が丁寧な看護を行うことにつながり、そのことが看護師としてのやりがい感につながることが期待されます。

13 業務の効率化とは

> ここでのポイント

 看護師の業務は、大きく「定常業務」と「非定常業務」に分けられ、「定常業務」がさらに「直接的な看護ケア」と「間接的な看護業務」に分けられる

 業務の効率化を図ることは、時間を有効に活用することで、看護師にとっての仕事上での「ゆとり」になり、患者さんへの丁寧な看護につながる

TIME MANAGEMENT

14 効率化を図るポイント

① 業務改善の進め方

　看護の現場は、多くの業務が混在し、ごちゃごちゃしていて、業務の効率化を進めるといっても、「何に関する業務について行うのか」「どのように行うのか」など、それを整理しないで進めると、効率化を図るどころか、かえって混雑を助長することになりかねません。看護現場の「あれもこれも」と実施しなければならないことの中から取り組むことを選択して集中することが必要で、これもタイムマネジメントの基本となります。

Step①：「to doリスト」を作成する

　第1のステップは、「to doリスト」を作成することです。「to doリスト」とは「やるべきことリスト」のことで、タイムマネジメントの最も重要な要素であることは**5項**で説明しましたが、業務の効率化においても当てはまります。

　まず、「改善が必要である」と思われる業務について、**表7**のように、「1．注射業務の見直し」、「2．申し送りの見直し」などとリストし、それぞれの業務に対して、見直す手順をやる

14 効率化を図るポイント

表7 改善が必要な業務のやるべきことの一覧表（例）

やるべきこと リスト	やるべきことに伴うタスク（やるべきこと）
1. 注射業務の 見直し	① 注射指示の出し方から指示受け、準備、注射の実施、記録までの一連のプロセスを書き出す ② ①で整理した注射業務の各プロセスにおいて、安全性とスピーディに実施するために、問題はないかスタッフ個々にアンケートにて調べる ③ ②の結果をまとめて、問題状況に対する解決策を検討する　など
2. 申し送りの 見直し	① 深夜から日勤帯へ申し送りについて、申し送っている内容と申し送りの仕方を記述する ② ①をもとに、各人の申し送りの特徴と時間の関係を調査する ③ ①をもとに、スタッフ個々の意見を自由記述で調べる ④ ①②③をもとに、申し送りの課題を明確にして解決策を検討する

べきことに伴うタスク（やるべきこと）として整理します。この時、改善が必要な業務と思っている場合は、スムーズにリスト化できます。しかし、「改善が必要である」と思っていない場合でも、実は、効率化を阻む問題が隠れていることがあります。そのような場合を可能な限り回避するために、日々のルーチンな業務一つ一つについて確認することも効果的です。

Step②：業務内容の「時間の使い方」を分析する

　第２のステップは、「to doリスト」の一つ一つについて、どのように行っているのか時間の使い方を分析することです。

　具体的には、「申し送り」、「清潔のケア」、「検温」、「吸入」、「注射業務」、「記録」、「検査の介助」、「術後の看護」など、業

99

務別に実施手順を記載したものを使用します。マニュアルとして使用中のものを活用しても良いですが、マニュアルは要点別に簡潔に整理してある場合が多いので、その場合は、分析用に加筆修正が必要です。また、マニュアル化が後回しになっている業務については、実際にどのように実施しているのか手順にしたがって記載したものを準備します。

Step③：業務内容をスリムにする

　第3のステップは、業務内容自体をスリムにすることです。スリム化を図るためのチェックリストを**表8**に示します。

　業務別に実施状況をスリム化する場合、各種業務の「準備」、「実施」、「かたづけ」などの時間の流れの区切りを作り、具体的な行動を箇条書きにし、①～⑤のように検討します。

①必要物品を準備する時に、物品を置いてある場所が遠い
⇒動線が長く時間がかかるので、置き場所を変えて短くできないかを検討する。

②ガーゼは処置室に保管、タオルはリネン室に保管など、必要物品がバラバラに置いてある
⇒必要物品の場所が散在していて時間がかかる。物品の準備が一度で終わるようにセット化できないかを検討する。

③マニュアルの記載が細かく、ボリュームがあり、内容を確認するのが面倒になる
⇒確認作業に時間がかかる。手順も複雑で時間がかかるし、手

14 効率化を図るポイント

表8　業務の効率化を進めるためのチェックリスト

- □　その業務に関するマニュアルはあるか
- □　ある場合は、そのマニュアルは、見やすく、単純なものか
- □　その業務の準備などを行うにあたり、作業動線が長く、余計な時間をかけていないか
- □　その業務の準備を行うのに、物品が散在し、探すことをしていないか
- →　□１度ですむような物品の置き場所を検討する
- □　その業務の準備は、短時間で、一度で終わる内容か
- □　その業務は、１人で実施可能な手順になっているか
- □　その業務に２人以上必要な時は、その場面を明確にしているか
- □　その業務の「準備〜実施〜片づけ」の「チェックリスト」があったほうがよいかどうか
- →　□あったほうがよい場合は、作成する
- □　その業務の手順は、統一され、各自に任せきりにしていないか
- □　その業務の必要物品を「セット化」することはできないか
- □　その物品のセットは、病院の中で、一元化できることはないか
- □　その業務に、看護師でなくても実施してよいことはないか
- □　費用対効果からアウトソーシングのほうがコスト減ではないか
- □　その業務は、エビデンスがなく、慣習で行っていないか
- □　その業務は、適切な看護用具を使うことで、より効率的で、効果的ではないか
- □　その業務の際に、患者のセルフケアレベルを考慮しているか
- □　その業務は、もうどうにもならないとあきらめていないか

順の統一が図りにくいので、ここは大事という内容を検討し、簡単な手順書に修正できないか検討する。

④後片付けも看護師が行うことになっている
⇒介助後、ベッドサイドケアに集中できるように片づけを看護師以外に依頼できないか業務分担を検討する。

⑤１人で実施できないのに、１人で実施することになっている
⇒サポートが必要ならどの時点まで必要か、あるいはどの時点から必要かを検討する。

Step④：業務が集中している時間を解体する

　第４のステップは、業務が集中している時間を解体することです。一つ一つの業務を点検して少しでも効率的になるよう修正しても、１日の流れの中では、業務と業務が重なりあって、１人の看護師が実施するのは困難な時間帯が発生します。その結果、後で行っても支障のない記録などの業務を後回しにすることで、時間外勤務となることがあります。

　しかし、部署に配置される看護師の数は入院基本料などに基づいており、その人員は限られています。そこで看護管理者は、業務の重なりに合わせて人員配置計画を行う必要があります。現在の業務スケジュールを解体して、業務内容が重ならないように時間配分を検討する、どうしても重なりを解体できない場合は、時差勤務方法を検討するなどにより、可能な限り業務内容に比例したマンパワー配置となるように検討することが必要です。

14 効率化を図るポイント

ここでのポイント

 業務の効率化を進めるのは、
まずto doリストを作成し、
時間の使い方を分析する

 分析したら、
業務の効率化を進めるための
チェックリストを作り、
業務のスリム化を図る

15 ナースの残業の特徴

TIME MANAGEMENT

1 ナースの業務に関する残業の種類

　日常業務における看護師の残業の実態から、**表9**に示すような「つきあい残業」、「通常業務のような残業」、「使命感発揮残業」という3種類の形態があると思っています。看護師長は、それぞれの残業の特徴を理解して、対応を検討することが必要です。

表9 ナースの残業の種類

種類	内容
つきあい残業	自分の仕事が終わって帰ることはできるけれど、他のメンバーが終わらないので、帰りにくいから帰らない残業
通常業務のような残業	自分の勤務する時間帯を越えて業務内容を決めていて、帰らないで仕事をするのが通常業務のようになっている残業
使命感発揮残業	急変時の対応など残業という意識がなく、ナースの使命感から自分に課せられた任務を果たそうとする残業

② 「つきあい残業」を退治する

　「つきあい残業」（**図22**）は、自分の仕事が終わって帰ることはできるけれども、リーダーやメンバーがまだ忙しそうにしていて、帰りたいけど帰りにくいから、なんとなく自分の仕事を流しながらつきあって残ってしまうという残業です。

　看護職は専門職なので、個々の責任で仕事をしています。「つきあい残業」は個人にとっての時間のムダにつながることが多いです。そういうことを誰もがわかっているので、この残業を退治するのは、いささか難しいのです。また、つきあい残業のつもりであったのが、ナースコールに対応して手のかかる処置を引き受けることになり、自分でも「こんなはずではなかった」などと心の中でつぶやいたりします。

　近年は、ワーク・ライフ・バランスの推進が求められています。「つきあい残業は、お互いにやめる」を声にして、病棟会議などで話し合い、スタッフがそれを理解し、若手のスタッフ

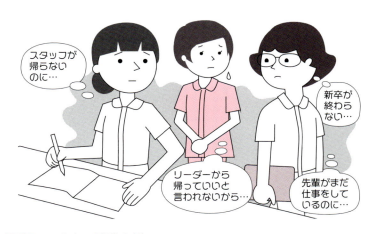

図22　つきあい残業の例

でも「お先に失礼します」と言う勇気を持ち、そのことを責めない職場風土を作っていくことが重要となります。

「通常業務のような残業」を打破する

　「通常業務のような残業」（**図23**）とは、自分の勤務する時間帯を越えて業務内容を決めていて、帰らないで仕事をするのが通常業務のようになっている残業です。

　例えば、

- 夕方、手術患者が帰室する予定であるが、準夜勤務はラウンドをしないと消灯できなくなるから、手術患者を受け持てるナースがいないので、日勤でリーダーの自分が残らないといけない。
- 術後患者の帰室から、医師の指示が出るが、指示受けする看護師がいない。準夜勤務者の対応では、直後の指示が実施できなくなる可能性があるので、日勤でリーダーの自分が残らないといけない。

など、出勤する前からすでに残業することが前提となっていて、そのスケジュール感が通常業務のようになっている場合をいいます。

　このような状況を打破するには、看護師長は、24時間の時間軸に対して、どのような業務が行われているのか、なぜその時間帯で行っているのか、業務の重なりを分析することが必要です。

　仮に、夕方に手術患者の帰室が集中する場合、さまざまな状況からそれが当面変えることのできない恒常的な状況であるな

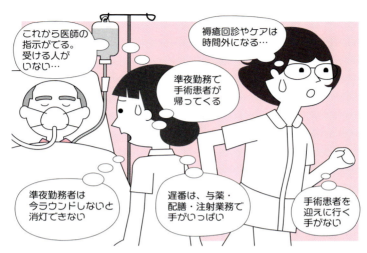

図23 通常業務のような残業の例

ら、時差勤務や夜勤体制の勤務などを検討して対応することが必要になってきます。

4 「使命感発揮残業」の課題

「使命感発揮残業」（**図24**）とは、患者の急変などがあった場合、ナースの使命感から 残って当然、自分に課せられた任務の責任を果たそうとする気概からの残業をいいます。

　・重大なアクシデントが起きた
　・患者が急変した
　・重症の救急患者が緊急入院した

など、残業だという認識がなく、患者の救命に全力を尽くしている状況で、気がついたら「もう、20：00」などと、そこで残業していた自分に気がつくというものです。緊張から夢中で

仕事をしていて、一段落ついた時はほっとしながら、気持ちは高揚したままで、急に疲労感を覚えるという特徴があります。

　この残業は、「救命」が中心になり、他の業務をストップして多くの人員が登用されますが、「離れても大丈夫だけど、離れていいものやら」などと躊躇して、危機的な段階を脱した後も無駄に多い人材がかかわっていることもあります。看護師長は、残る人と人数を判断して指示することが重要です。

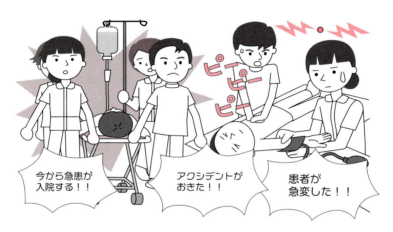

図24　使命感発揮残業の例

15 ナースの残業の特徴

ここでのポイント

- ☑ 「つきあい残業」はお互いにやめて、自分の業務が終わったら帰れる職場風土を作る

- ☑ 「通常業務のような残業」は、看護師長が業務の重なりを分析し、必要であれば勤務体制の見直しを行う

- ☑ 患者の救命による「使命感発揮残業」は、危機的状況を脱したら、看護師長は残る人材を判断して指示する

TIME MANAGEMENT

16 かたづけの原則

1 かたづけの原則

　看護師長は、自分の家の中のかたづけもしますが、仮に家のことは後回しにしても、職場の整理整頓は後回しにはできません。職場の整理整頓の判断は、看護師長の仕事です。整理整頓は業務のスリム化につながり、それは医療安全を促進することにもつながるのです。

　整理の基本は、「それがいるか、いらないか」を判断し、「い

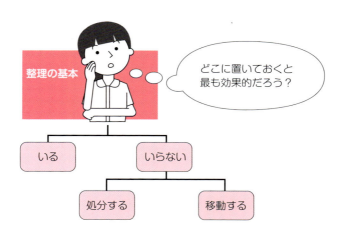

図25　整理の基本

らないもの」は「処分する（捨てる）」か「移動する」ことです（**図25**）。ここでいう移動とは、病棟外へ移動させることです。

　仮に、人工呼吸器が置いてあるとして、病棟に常時置いておく必要があるかどうかを考え、使用実績から、必要時に借りることにして、中央材料室などにあったほうが効果的なこともあります。

　ただし、入院患者の特徴から、夜間の人工呼吸器の使用が予測される場合は、メンテナンス済みの状態で保管しておく必要があります。医療機器を保管しておく場合は、メンテナンスが済んでいる状態にしておくことが必要です。

② 6Sのすすめ

　職場の整理整頓活動の勧めで、5S、6Sといった標語が用いられることがあります。Sは、キーワードをローマ字表記にした場合の頭文字から取ったもので、一般企業から導入された考え方です（**図26**）。

1．整理（Seiri）：いらないものを処分する
　「整理」は、「いらないものを捨てる」が大原則です。整理を行う場合は、医療機器のみならず、古くなっても捨てられていないマニュアルや図書なども該当します。書類などは一度に処分できないくらい溜まっていることがあります。その時はタスクを分解して、今日はこの一角をと決めて、あとかたづけができない状況にならないように区切って行うことが重要です。

２．整頓（Seiton）：決められた場所に置く

「整頓」は、「出しっぱなしにしないで、決められた場所に置く」ことです。医療機器の出しっぱなしはあまり見かけませんが、定位置に戻しているかいうと、そうでないこともあります。きちんと定位置に戻すためには、戻しやすいように定位置を決めることが大切です。車椅子がはみ出していたり、酸素ボンベが取り出し難くなっていたりしないよう、動線も確認して、どこにしまうかを決めることも重要です。

３．清掃（Seiso）：常にすがすがしい状況にしておく

「清掃」は、「すがすがしい」がキーワードです。まず、ナースステーションや処置室はどうでしょうか。医療事故防止に直結することなので、「すがすがしさ」についてこれで十分ということはありません。また、廊下も災害時は避難経路となりますので、消防法に則り、モノを置かず、すがすがしくしておく必要あります。

そして、同様にベッドサイドに目を配る必要があります。特に、ベッド周辺をセルフケアできない患者の場合は、床頭台が「処置台」になってないか、紙おむつなどがベッド周辺に物置替わりに出しっぱなしになっていないかなどの点に目を配りたいものです。

４．清潔（Seiketsu）：整理、整頓、清掃を徹底する

「清潔」は、整理、整頓、清掃を徹底することで維持できるということです。加えて、療養環境周辺のことのみならず、スタッフの身だしなみを整えることも重要なことです。

5．習慣（Shukan）：決められたルールと手順を守る

「習慣」とは、決められたルールと手順を守ることです。決められたルールというと、注射の時の患者確認方法などが思い浮かびますが、医療行為のルールだけではなく、すべてのルールが該当します。たとえば、遅刻をしないなどの基本的な就業規則から、個人情報保護などの人権にかかわるルールなど、多くのルールがあり、質の高い医療や看護の提供を可能にしています。それらを習慣化することが、ルールを守ることにつながるのです。

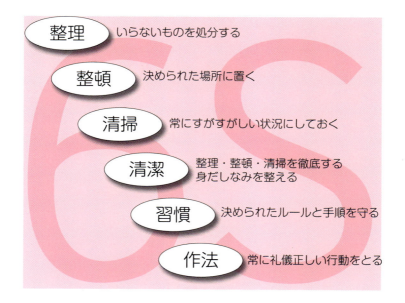

図26　6Sの基本

6．作法（Saho）：常に礼儀正しい行動をとる

　看護は人を対象とし、人間の尊厳というかけがえのないものと直面し、同じ人は2人といないなか個々のニーズに対応して、その人らしさを尊重してかかわっていきます。礼儀正しさというのは、当然身につけたい態度です。

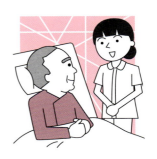

16 かたづけの原則

> ここでのポイント

職場の整理整頓の判断は
看護師長が行う。
整理の基本は、
「いるもの」と「いらないもの」を判断し、
「いらないもの」を
「処分する」か「移動する」か
を判断することである

整理整頓は業務のスリム化につながり、
医療安全にもつながる

TIME MANAGEMENT

17 やるべきことの優先順位の考え方

1 優先順位の考え方

　タイムマネジメントの始まりは、「やるべきこと」をリストにすることです。「やるべきこと」の優先順位を考える際の視点に、「緊急性」と「重要性」があります。**表10**は、縦軸を「緊急性」、横軸を「重要性」として「やるべきこと」を分類したもので、①は「緊急であり、重要であること」、②は「緊急であるが、重要ではないこと」、③は「緊急ではないが、重要であること」、④は、「緊急でも、重要でもないこと」にあたります。

2 最優先すること

　最優先して取り組むべきは、「①緊急で、重要であること」です。アクシデントへの対応や患者の急変への対応などは待ったなしであることは言うまでもありません。また、締め切り直前のレポートや、間近に迫った学会の発表用スライドの作成、締め切り直前の勤務表作成なども該当します。

　しかし、締め切りのあるものについては、間近になっても取

表10　やるべきことの緊急性と重要性

緊急性	緊急性あり、重要性なし	緊急性もあり、重要性もある
↑	・突然の来訪への対応 ・電話の対応 ・目標が不明瞭な会議 ・ルーチン化されている雑用 ②切り上げる・内容を見直す	・アクシデントの対応 ・患者急変の対応 ・勤務調整 ・締め切り目前のレポート ・提出締め切り目前の勤務表 ①最優先する
	緊急でも、重要でもない	緊急性はないが、重要性がある
	・うわさ話や意味のない長電話 ・待ち時間 ・何げなく見てしまうテレビ ・目的もなく見てしまうインターネット ④避ける・切り上げる	・研究活動への取り組み ・研修会、学会への参加 ・家族との旅行 ③いつやるか決めておく

　　　　　　　　　　　　　　　　　　　　　　　　→ 重要性

　り組んでいないことで「最優先」になるわけですから、タスク分解と締め切り日から引き算のスケジューリングにより慌てずにすむようにしたいものです。

③ 優先して行動するが、内容は重要ではないこと

　一般に電話が鳴ると、行っていることを中断して受話器を取ります。その内容は「○○先生はいますか」といった他の人への取り次ぎだったりします。また職場に限らず自宅でも、セー

ルスの電話など、重要でないものも多々あります。

電話のベルは、「信号音」なので、今行っていることを中断して、優先して受話器を取るという行動を引き起こします。しかし、自分にとって重要でないことも多いのです。

近年では、携帯電話やPHSなどの普及によって、重要ではない電話に時間を取られることが減少していますが、日常的に、どのようなことがそれに当てはまるのかを検討して、対策を検討することは重要です。

4 緊急でも、重要でもないこと

さて、最も回避したいのが、「緊急でも、重要でもないこと」です。

インターネットショッピングなどで、目的のもの以外に何げなく眺めていて、気がついたら、結構大きなまとまった時間を使っていたといった経験のある人も少なくないでしょう。

同様に、見ようと思ったわけではないのに、ぼーっと何げなく見てしまったテレビ番組なども、「緊急でも重要でもないこと」です。

このような「緊急でも、重要でもないこと」に取り組む時間は可能な限り回避することが重要です。テレビやインターネットは、目的があって見ている場合

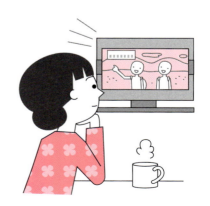

は、気分転換につながるなど意味を持つ時間になりますが、目的がない惰性の時間は、タイムマネジメント的には、お勧めしません。

緊急ではないが、重要なこと

　タイムマネジメントの目的の1つは、自分自身にとって価値のある時間を生み出すことです。「看護研究を行う」、「家族と旅行をする」、「学会に参加する」など、自分を高めると思うことで、価値を感じていることです。ただし、これらは分類としては最優先事項とはなっていないことが多いので、時間を作って取り組まなければ、実現できないことといえます。

　看護現場では「研究への取り組み」が重要です。しかしなかなか時間を作れないことも多いものです。看護師長は、仕事として、「看護研究」に取り組む職場を醸成していきたいものです。

看護師長が自らやるべきことと他者に頼むこと

　看護師長は多くの看護職員の中から選び抜かれた人材であり、多くの能力を持っています。しかし、24時間の中でできることには限りがあり、しっかり1日を組み立てなければ、振り回されっぱなしになります。そして、1日を終えたときには、徒労感だけが残ることになってしまいます。

　特に、スタッフをサポートしようと回診の介助や患者の移送

などを日常的に応援していると、自分もスタッフもルーチンにそれを業務とする師長と思ってしまいます。「スタッフを支援すること」は「スタッフの補欠になる」ことではないので、看護師長がやるべきこととスタッフに委譲することを整理しておく必要があります。

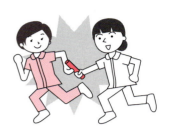

7 いつまでも終わらないと思う仕事

　よく「いつまでも終わらない」と耳にすることがありますが、仕事は終わらないものではなく、取り組み方に問題があることが多いのです。

　　・どこかで取り組む必要があるが、後回しにできる仕事
　　・今、とりあえず代用するものがあり、先送りできる仕事
　　・基準・手順の修正など、とりかかる量が大きい仕事

　などいろいろありますが、「期限を決めるのは自分なのに期限を決めない」状況や、「期限を決めたのに取り組まない」などが、いつまでも終わらない最も大きな原因です。やるべきことに分解したタスクは、スケジューリングし、決めたらやるのが鉄則です。

ここでのポイント

- ☑ 「やるべきこと」の優先順位は、「緊急性」と「重要性」を視点に考える

- ☑ 「緊急性があり重要なこと」を最優先し、「緊急性はあるが重要ではないこと」は、どのようなことが当てはまるか見極め、対策を検討する

- ☑ 「緊急ではないが重要なこと」に取り組めるような職場作りを看護師長が進めていく必要がある

TIME MANAGEMENT

18 | 看護師長の タイムマネジメント術

① 隙間の時間とまとまった時間を 使い分けする

　時の流れや刻み方は24時間変わりませんが、その中には、「まとまりの時間」と「隙間の時間」があります。**図27**で示したように、30分という時間でも、1つのまとまりとしての30分間と、10分＋10分＋10分をまとめた30分間とがあります。同じ30分間という時間ですが、タイムマネジメント的には、「まとまった30分間」と「細切れの10分の合計30分間」では同じことができず、使い方が大きく異なります。

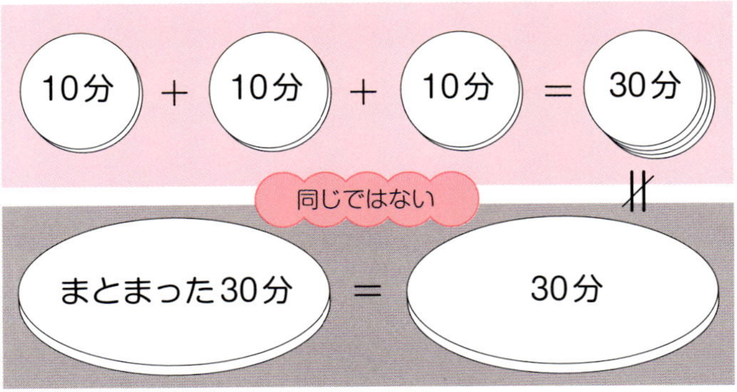

10分 ＋ 10分 ＋ 10分 ＝ 30分

同じではない ≠

まとまった30分 ＝ 30分

図27 まとまった時間と隙間の時間

18 **看護師長のタイムマネジメント術**

　１日の中にどのような「まとまりの時間」と「隙間の時間」があるかを把握しておき、スケジューリングすることが必要です。

② 選択して、集中する

　集中して仕事をすることがタイムマネジメントでは重要な技術ですが、何に集中するか、タスクを選択して明確にする必要があります。いきあたりばったりのタスクではなく、事前に選択することが重要なのです。

やるべきことの一覧をにらみながら、その日の予定を組み立てます。まとまった時間は自然に訪れるわけではないので、自分で作らなければなりません。また、１時間のまとまった時間として作っても、すぐそのタスクに取りかからなければ、時間はあっという間に小さくなってしまいますので、スタートから集中することが重要です。

表11　まとまった時間と隙間の時間の活用

まとまった時間を作る	細切れの隙間を活用する
・勤務表の作成 ・委員会関係の仕事 ・ベッド調整 ・スタッフの面接 ・年度計画の立案 ・各種報告書や課題のレポート 　　　　　　　　　　　　　など	・病棟日誌の作成 ・夜間連絡票の作成 ・スタッフへの回覧案内 ・物品請求 ・勤務希望の用紙を束ねる ・翌月分の勤務表の縦・横を作る 　　　　　　　　　　　　　など
日単位　　週単位	月単位　　年単位

123

「時間を増やす」ためには、まとまった時間を確保することに加えて、隙間の時間を活用していかなければなりません（**表11**）。会議の前などは隙間の時間になりやすいです。その隙間の時間に「雑用をする」などの活用が効果的です。

　いずれの場合も、何を行うのかを選択して、集中することが全体のマネジメントにも影響してきます。

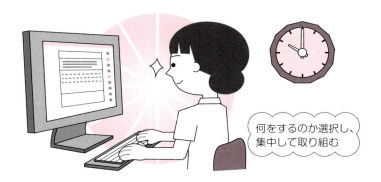

③ 集中するしかけをつくる

　基本的に、「やるべきこと」をリストにして、そのリストと手帳の予定を確認して、翌日のスケジュールを前日に作成しておきます。出勤してから「さて何をしようか」では、タイムロスが発生します。

　また、まとまった時間でも、作業を中断してしまうことは多々あります。中断する時には、付箋などに「次は、…から」などとメモをしておくと、記憶が戻りやすく、集中モードになって取りかかれるのでスムーズに再開できます。

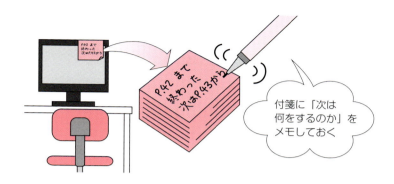

4 埋もれた時間を活用する

　埋もれた時間とは、飛行機や新幹線などでの移動時間、空港での待ち時間などです。出張などの本来の目的があり、その目的を行うために付随して発生する大きなかたまりの時間をいいます。

　このかたまりの時間は、移動時間やその待ち時間など、自宅や職場ではないことが多く通常のタスクを行うことは難しい状況でありますが、何かをできる時間です。

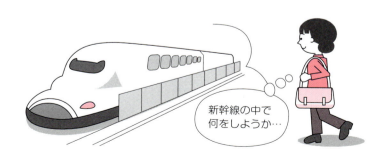

「眠る」、「本を読む」、「パソコンで作業をする」、「携帯電話で連絡をとる」などはよく見かけるところです。ある程度まとまった時間ですので、あらかじめわかる場合は、行き当たりばったりではなく、何をするのかを決めて計画的に使えると有効な時間になります。しかし、制約も多いので、あまり欲張らずに計画するようにするとよいでしょう。

5　時間を増やす

　時間は、早く感じたり遅く感じたりすることはあっても、誰にでも24時間、同じように平等に与えられています。そのうえで、「時間を増やす」というのは、集中できる時間と作るということです。

1）朝の時間を活用する

　「早起きは三文の徳」という格言があります。朝、早く起きることで、朝日を浴びて健康的でもあり、他者に邪魔されずに使える時間が増える」ということです。24時間の時間の使い方では、夜は早く寝て、朝型に変えるというものです。

　多くの看護師長は、「早起き」です。

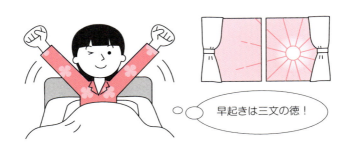

「何か勉強したいと思っても、夜は疲れて、眠くて頭に入らないので、夜は早く寝て、朝1時間くらい早く起きてその時間を自分のために使っている」などと、そのリズムを作ると、朝は貴重な時間となり、時間を増やすことにつながります。

また、状況によって、アルバイトを使うなどで、他者に手伝ってもらうことも時間を増やすことになります。

２）業務連絡にFAXを活用する

近年、病院の看護師は勤務中PHSなどを持つことになり、電話が鳴ってもナースステーションに走らなくて良くなりました。また、以前は、検温中に呼び出され、「〇〇さんの検査のことで、検査室から確認したいことがあるという電話なのですが…」などの取り次ぎにより、取り次いだ看護師も取り次がれた看護師も業務が中断し、業務におけるタイムロスにつながっていました。

それが、PHSの導入により本人に直接連絡がくるので、「中継ぎ行動」は減少しました。しかし、電話による中断そのものがなくなったわけではありません。

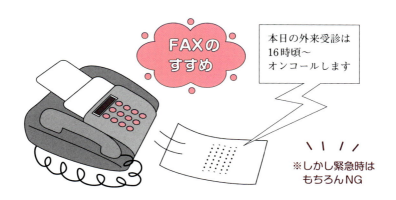

連絡事項もPHSにかかってきて、病室で検温中に電話を取る行動も見受けられます。

　そのような時にお勧めなのは、緊急性のない連絡事項などに、FAXを活用することです。リハビリの時間変更や翌日以後の入院の予定など、電話で話しながらメモを取るのではなく、用事のあるほうがメモを作成して送るということで、時間の節約、ひいては時間の増大につながります。

to doリストの作成とスケジューリング

　タイムマネジメントの基本は、「やるべきこと」のリストをつくり、1日の基本スケジュールに、「やるべきこと」を振り分けて、スケジューリングすることです。

　看護師長の基本となるスケジュールを押さえて、そのうえで、「まとまりの時間」と「細切れの時間を」を把握して、何をするのか「選択と集中」が生きてくるものです。

18 看護師長のタイムマネジメント術

ここでのポイント

 時間のない看護師長は、24時間のうちで「まとまりの時間」と「隙間の時間」を捻出して、それぞれを有効に使って「やるべきことリスト」からできる仕事を集中して行う

 時間を捻出するには、朝早く起きる、緊急性のない連絡事項にFAXを活用するなどの工夫をする

TIME MANAGEMENT

19 | 病棟目標立案のポイント

1 病棟目標立案までの流れ

　看護師長に就任した年度の「病棟目標」については、前任者の立案した計画に基づいて実施します。実施のプロセスでは、進捗状況を把握することが重要です。同時に次年度の計画立案の準備を始めます。

Step① あるべき姿を構想する（内示を受けてから）

　看護師長昇任の辞令の内示を受けて最初にすべきことは、担当する部署の特徴から、どのような姿をめざすのか「あるべき姿」を構想することです。それが看護師長の一義的な責任です。

Step② 組織分析チームを編成する（10月頃）

　「あるべき姿」の実現に向けて、課題となっていることを分析するチームを編成します。メンバーは、看護師長がリーダーとなって副師長、チームリーダーなど主たるスタッフで構成し、グループワークが機能する8名までくらいとします。

Step③　組織分析チームと「あるべき姿」を共有する（10月頃）

　事前に構想した「あるべき姿」を提示してたたき台とし、チームで「あるべき姿」を検討・修正してチームで共有します。

Step④　病棟全員に「あるべき姿」を提示して意見を聞く（11月頃）

　図28は、チームで共有した「あるべき姿」をスタッフ全員に配布して、「強み」と「弱み」に対する意見を、それぞれ3つずつ記載を求めた例です。責任を伴うことから、記名で行うようにします。

Step⑤　チームで、「あるべき姿」実現のための分析を行う（12月）

　看護師長は、分析方法を知らないスタッフがそれぞれ勝手に行わないように、組織分析の方法をチームに説明します。肝心なことは、「あるべき姿」の実現に向けて課題を抽出することです。この場合、課題は1つと思っている場合がありますが、数に制限はありません。

Step⑥　分析の結果から次年度の計画を立案する（1月）

　現状分析の結果導き出された取り組むべき課題を整理し、チームで共有します。

2019 年度　病棟活動計画のための調査

名前：

病棟のあるべき姿は次の通りです。

①高齢患者の ADL の低下を予防して
自宅への早期退院を支援する。

①のあるべき姿を実現に向けて、現在活動していることで、
「強み」と思うことを 3 つ記載してください。（4 つ以上でも可）

1.
2.
3.

①のあるべき姿を実現に向けて、現在活動していることで、
「弱み（改善が必要）」と思うことを 3 つ記載してください。
（4 つ以上でも可）

1.
2.
3.

図28 病棟のあるべき姿の調査例

Step⑦　前年度の年度計画を評価する（2月頃）

　看護師長は、前年度の年度計画を評価し、チームに説明します。その結果を共有し、次年度計画に反映させます。

Step⑧　次年度の計画の実現に向けた組織化を行う（2月頃）

　看護師長は、次年度の計画を実現するための組織化を計画します。3月までの組織化案をまとめます。**図29**は、病棟目標

19 病棟目標立案のポイント

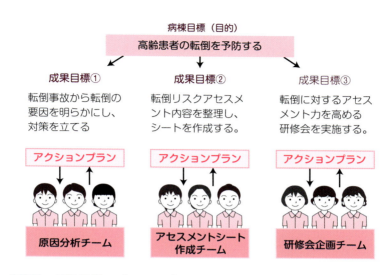

図29 部署目標のブレークダウンと組織化の例

表12 年度計画を説明する際の資料の例

部署のスタッフに説明する内容と準備する資料

1．年度計画設定の理由
2．あるべき姿と組織分析の結果「強み」「弱み」などを整理したシート
3．病棟目標と成果目標
4．成果目標ごとのチームリーダーとメンバー
5．アクションプラン計画の素案

と組織化の例です。

Step⑨　スタッフに次年度病棟活動計画を説明する（3月）

　次年度の計画を看護部に提出して、3月には掲示をし、4月の部署会議で説明します。部署会議のために準備する資料の例を**表12**に示します。

② スタッフとの面接スケジュールを立てる

　スタッフとの面接は、看護師長の大きな仕事です。病棟においては、昼食前後の勤務時間帯の11：00〜14：00を当てるのが、看護師長もスタッフも負担が少ないと思われます。

　その日は、休憩に入る前に、11：00ごろから1名、続けて1名、昼休憩の12：00〜13：00で2名行い、それぞれ時差で休憩に入ってもらいます。看護師長も面接後に時差で休憩に入ります。

　1人20分を目安にヒヤリングスケジュールを立てます。20分以上に伸びそうな場合は、別途時間を設けることにして、予定されたスタッフとは実施することが重要です。

　面接が伸びて、4名予定しているうち1名しかできなかった、といったことは最も避けたい事態です。

　次の面接予定者は、時間になったら面接室をノックし、面接が終わっていない場合は、ノックがあったら話を中断してまとめるか、改めて時間をつくることを伝えます。

　表13は、面接スケジュールの例です。昼休憩を時間差でとることで、昼の時間帯での面接の可能性を示しています。縦軸に、業務内容と面接スケジュール、看護師長の予定を設定し、横軸が11：00〜14：00の時間軸を設定したものです。

③ 面接の時期と面接で聞くこと

　看護師長は、面接をいつ行うのか、何をヒヤリングするのかも決めておき、スタッフに周知しておくことが必要です。ス

表13 スタッフとの面接スケジューリング

時刻	11：00	11：30	12：00	12：30	13：00	13：30	14：00
業務内容			配膳（遅番）	コール対応	カンファレンス		検温
面接スケジュール	面接① スタッフA	面接② スタッフB	休憩				
面接スケジュール			面接③ リーダー	面接④ リーダー	休憩		
面接スケジュール					面接⑤ 休憩後の スタッフC		
看護師長							休憩

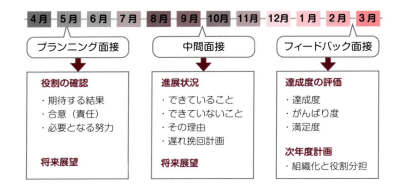

図30 スタッフとの面接の時期と内容の例

タッフがヒヤリングの内容を整理して準備しておくことが、有意義な面接にすることにつながります。

図30は、面接の時期と面接の内容のポイントを整理したものです。2月に新年度計画の役割の確認を行っています。

①プランニング面接

新年度の面接は5月の連休明けごろから始め、具体的にどのようなことを計画しているのか、アクションプランと役割を確認します。また、将来のキャリア展望を聞き、病棟における努力の方向性を確認します。

②中間面接

中間面接は、夏休みが終わった10月くらいに実施するのがよいでしょう。その際、年度計画の役割分担で行っていることの進捗を聞き、遅れている場合はその理由と遅れを挽回する方

19 病棟目標立案のポイント

法などを確認します。また、次年度の退職予定などもこの面接
を通して確認すると正しい情報を収集できます。

③フィードバック面接

フィードバック面接は、今年度の計画に対する達成度、頑張
り度、満足度などの自己評価を聞いて、職員評価などを行って
いる際には、評価の参考にします。何を聞くのかをスタッフに
示しておくと、スタッフも混乱しないで、短い時間でもスピー
ディで有意義な面接となります。

ただし、スタッフも来年度の予定や、家庭で抱えている問
題、将来展望などを看護師長との面接の機会に話すことも多い
ものです。そのようなこともゆっくり話す時間を設け、スタッ
フに寄り添うことが必要です。

この時間内に終わらない個人の相談などは、別途時間を設け
て、丁寧に面接を行うことが重要です。

> ここでのポイント

 病棟目標は、病棟が目指す「あるべき姿」である。
看護師長が構想し、副師長やリーダーなど主なスタッフで共有し、
「強み」「弱み」などを検討し修正してから病棟全員で共有する

 スタッフとの面接は、年3回行う。
5月ごろに「プランニング面接」、
10月ごろに「中間面接」、
年度末には「フィードバック面接」を行う。
看護師長は、いつどのような面接を行い、なにをヒヤリングするのかスタッフに周知しておく

TIME MANAGEMENT

20 看護師長の役割と タイムマネジメント

1 看護師長の役割

　看護師長の役割は、質の高い看護を提供する組織を作ることです。そのために、しくみを作り、質の高い看護を提供できる個々の看護師を育成することが必要となります。また、看護師長は、その看護組織の中心人物であり、患者、関係部署の職員、医師、そして看護師から注目されています。特に、看護師にとっては役割モデルになりますので、日頃の行動や態度は重要です。

　日々スピーディでスマートな病棟運営を実現できるのは、スタッフはもちろん、関係者との良好な人間関係があってのことです。

2 看護職のストレッサー

◎ストレスとは

　人間のストレスは、日常的に体験される精神的現象であると同時に、生理的変化を伴った身体現象でもあります。

　勤務を始めた新人看護師が、ペアを組んだ先輩とうまくいか

ず、出勤するのが憂鬱だった。それが改善されないまま、ある日、夜勤がその先輩看護師と一緒の勤務表を見て、その日が近づくにつれて、胃が痛くなり、夜勤の当日は出勤できないくらい痛く、欠席してしまった、など、精神的な負担感が身体症状も引き起こすというのはよく耳にする話です。

　よく、ストレスがない状態は丸いボールに例えられます。そして、ボールを指で押すとボールに歪みが生じます。この歪みの部分がストレスで、歪みを作っている外力がストレッサーです。

◎看護職のストレッサー
　看護職がどのようなストレスを抱えているのか理解しておくことも、看護師長の役割です。主なストレッサーとして、次のようなことがあげられています。
　・看護は、人命にかかわる対人サービスである
　・受け持っていた患者の死、日常の中に死と向き合うことが
　　多い
　・医療事故防止のために注意してルールを遵守している
　・医師などの他職種とのかかわりが多く気を遣う
　・患者、医師、同僚からの職場内の暴言に我慢していること
　　がある
　・夜勤などの交代制勤務で、規則正しい生活のリズムを確保
　　しにくい
　・超過勤務が日常的である
　・土日の勤務が多くで、家族と一緒に休日を過ごせない
　・予定どおりに仕事が進まず、時間外勤務になることが多い

個人が考えるキャリアの充実感や成功感などを得るための方程式が一様ではなくなり、働き方や価値観、評価の仕方も変化してきています。

看護師長は、タイムマネジメントとストレスが関係していることを知り、対策を検討していく必要があります。

③ 仕事の量と質の分析

看護職のストレッサーがさまざまある中で、過労死の問題に関係し、ストレスと感じている上位の項目に「超過勤務」があります。最近では、「働き方改革」などといい、休日の取り方など、勤務のあり方を考える機会となっています。しかし、どんなに「時間外勤務をしないようにする」などという目標を掲げても、仕事そのもののやり方を変えなければ何も変わりません。

仕事の質と量の2方面からの現状分析を行い、対策を講じることが必要です。

現状分析の際には、

　・長年の慣習で行っていることはないか

　・重複している仕事はないか

　・作業動線に無駄はないか

　・必要のないことに時間をかけていないか

　・もっとシンプルにできないか

　・看護師でなくてよい仕事はないか

なども検討し、これまでのやり方を根本的に見直し、残すべきことは残し、変えていくことは変える判断をしながら、あきらめることなく、仕事の量と質の改革をしていく必要がありま

す。

4 相手の行動に制限をかけないように

　看護師長のタイムマネジメントは、その言動にも関係します。知らないところで他者の時間を奪っていたり、チームの活動に影響していたりします。以下については、気をつけましょう。

◎だらだら話をして、昼休憩からなかなか上がらない
　昼休みの何げない会話が途切れることなく、休憩の終わりの時間を越えても話していると、スタッフは、気にしながらも、それに付き合ってしまい、その結果、カンファレンスの開始時刻が遅れてしまうなどの影響を与えてしまいます。

◎カッとなって長々とスタッフを叱る
　スタッフのミスに対し、感情的に個人攻撃しないことは重要です。問題は、個人ではなくその仕事の仕方にあります。感情的になると問題の本質を見失ったり、くどくどと叱ることになり、適切な対応が遅れたりもします。自分自身の感情をコントロールし、冷静でいることは、看護師長の条件でもあります。

◎うわさ話などを言ってスタッフの仕事の手を止める
　スタッフとコミュニケーションをとることは重要ですが、うわさ話や他者の悪口など、必要のない話でスタッフの手や足を止めたりすることがないように気をつけましょう。
　自分のおしゃべりが、他者の時間を奪い、チームの活動の小

さなタイムロスを生むことにつながることを理解し行動を変える必要があります。

5 効果的なタイムマネジメントを進めるための看護師長の心得

　看護師長の態度は、部署運営の品格でもあります。効果的で効率的な病棟運営は、様々な部署との連携や所属する病棟のスタッフの人間関係がベースになります。基本的な看護師長の心得を学びましょう。

- 不用意な発言をしない
- 身だしなみに気を配る
- 笑顔を大事にして、話し方に気をつける
- 耳につく口癖「…ていうか」「…みたいな」などは使わない
- 語尾がはっきりしない言い方をしない（最後まで言う）
- 大げさにならないように「患者さんの対応が上手ね」などとほめる
- 言うべきことと言うべき時期を見極める
- 病院の視点で考える
- セクショナリズムにならない、病院全体に貢献することを考える
- 言い訳をしない
- 謝るべきところは謝る
- ありがとうの言葉を忘れない

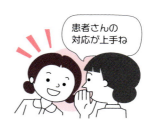

ここでのポイント

 看護師長の最大の役割は、
質の高い看護を提供できる看護師を
育成し、提供できる組織を作ることにある

・・・

 そのために仕事の量と質の2方面からの
現状分析を行う。
長年の習慣で行っていることや
重複している仕事がないか、
作業動線の無駄、必要のないことに
時間をかけていないかなどを検討し、
これまでのやり方を見直し、
変えていくこと残していくことの
判断をしながら仕事の量と質の改革をする

宮城さんの成長
EPILOGUE

1 師長として勤め始めて

　看護師長に昇任して以来、宮城さんは日々タイムマネジメントに取り組むように意識していた。とはいえ、いきなり大がかりなことはできないと思い、まずは自分ですぐにできることから始めた。

　春の学会・研修会シーズン、看護部からたくさんの案内が回ってきたが、宮城さんはそれらすべてに参加申し込みの締切日を書いた付箋を貼って掲示した。

　締切日にはしっかりと受付を締め切るとともに案内をはずし、参加希望者に取りまとめを頼んだ。そしてその結果を勤務表作成関係の書類にファイリングするようにした。

　以前は、参加申し込みの締め切りはおろか、学会や研修会自体が終了した後もポスターが掲示されたままになっていることがあったが、そういったことはほとんどなくなった。

　一方で、ある日インシデントレポートが回ってきたときは、サイン式の回覧用紙をつけてスタッフに回覧した。後日、折を見てスタッフに内容を覚えているかを聞いてみたところ、皆がよく理解していた。

　師長になってから宮城さんは出席すべき会議が増えていた。それには院内の会議もあれば病棟の会議もある。これらの

会議もコスト意識をもってみれば、出席者の労働に対する対価は会議の時間も払われているのであり、無駄な会議はコストの無駄遣いに他ならない。ゆくゆくは、少なくとも病棟内の会議は効率的に運営できるようにしようと宮城さんは考えた。

　一方で、会議が増えたことで、会議前の数分〜10数分の、「何をするにも中途半端」な時間も増えていた。1回1回はわずかな時間でも、積み重なればかなりの時間になる。宮城さんは、この時間に何かできることはないかを考え、書類の分類・整理や、スタッフに提出してもらった勤務希望用紙を束ねるなどの細かい作業に当てることにし、実践するようにした。また、学会出張のためのチケット取り、ホテル予約などもなるべく隙間時間に行うように心がけた。

2 病棟を運営する努め

　このような自分自身でできる小さな取組みの積み重ねにより宮城さんは、師長として様々な業務をこなさなければならない状況でも、少しずつ時間にゆとりが出てき始めた。

　そこで次は、病棟のスタッフのワーク・ライフ・バランスの推進のために残業の削減に取り組もうと考えた。まずはどのタイプの残業から手をつけようかと考えていた。まずは「つきあい残業」を退治するために、スタッフの意識改革に向けたミーティングを行おうと考え、日程を決めるために宮城さんは手帳をめくった。

　そこにはもう、昇任が待機となり安堵していた宮城さんも、師長に相談できなくなったことを不安がっていた宮城さんもい

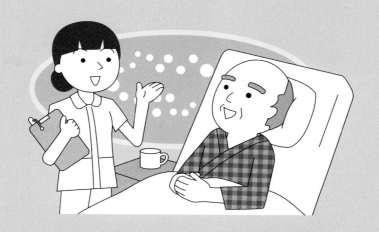

なかった。自分が病棟を運営しているのだと自覚し、時間を有効に使い、病棟の様々な問題点を解決し、スタッフの成長をサポートしようとしていた。そして何より、患者・家族へ丁寧で心のこもった看護を提供することをめざす一人の看護師長の姿がそこにあった。

著者紹介

原　玲子
宮城大学看護学群長兼大学院看護学研究科長

盛岡赤十字看護専門学校卒業。日本赤十字社幹部看護婦研修所修了。慶應義塾大学文学部卒業。山形大学大学院医学系研究科看護学専攻修士課程修了。仙台赤十字病院において、手術室看護師長・整形外科病棟師長・外来師長等を経て看護副部長として看護管理実践を行う。2005年日本赤十字社幹部看護師研修センター教務部長として認定看護管理者教育に携わる。2007年宮城大学看護学部准教授。2010年宮城大学看護学部教授。

新任看護師長のためのタイムマネジメント　　定価（本体2,000円＋税）

2019年6月26日　第1版第1刷発行

著　者　原　玲子 ©　　　　　　　　　　　　〈検印省略〉
発行者　小倉啓史
発行所　株式会社 メヂカルフレンド社

〒102-0073　東京都千代田区九段北3丁目2番4号
麹町郵便局私書箱48号　電話（03）3264-6611　振替 00100-0-114708
http://www.medical-friend.co.jp

Printed in Japan
落丁・乱丁本はお取り替えいたします　　印刷／㈱太平印刷社　製本／㈲井上製本所
ISBN978-4-8392-1641-2　C3047　　　　　　　　　　　　　　　105016-149

本書の無断複写は、著作権法上での例外を除き、禁じられています。
本書の複写に関する許諾権は、㈱メヂカルフレンド社が保有していますので、複写される場合はそのつど事前に小社（編集部直通 TEL 03-3264-6615）の許諾を得てください。